中醫典藏真本叢刊

注解傷寒論（影印本）

傷寒明理論（影印本）

［宋］成無己　編撰
張永泰　整理

全國百佳圖書出版單位
中國中醫藥出版社
北京

圖書在版編目（CIP）數據

注解傷寒論；傷寒明理論 /（宋）成無己編撰；張永泰整理 . -- 影印本 . -- 北京：中國中醫藥出版社，2024. 9.
（中醫典藏真本叢刊）
ISBN 978－7－5132－8895－8

Ⅰ. R222.22

中國國家版本館 CIP 資料核字第 2024ZS8742 號

中國中醫藥出版社出版
北京經濟技術開發區科創十三街 31 號院二區 8 號樓
郵政編碼　100176
傳真　010－64405721
天津裕同印刷有限公司印刷
各地新華書店經銷

開本 787×1092　1/16　印張 11　字數 391 千字
2024 年 7 月第 1 版　2024 年 7 月第 1 次印刷
書號　ISBN 978－7－5132－8895－8

定價　48.00 元
網址　www.cptcm.com

服 務 熱 線　010-64405510
購 書 熱 線　010-89535836
維 權 打 假　010-64405753

微信服務號　zgzyycbs
微商城網址　https://kdt.im/LIdUGr
官 方 微 博　http://e.weibo.com/cptcm
天貓旗艦店網址　https://zgzyycbs.tmall.com

如有印裝品質問題請與本社出版部聯繫（010－64405510）

内容提要

本書包括《注解傷寒論》《傷寒明理論》。

《注解傷寒論》，十卷，漢·張仲景述，晉·王叔和撰，金·成無己注，書成於1144年，是現存最早的《傷寒論》全注本。明·趙開美校刻《仲景全書》時，盛讚成氏「博極研精，深造自得，本《難》《素》《靈樞》諸書以發明其奥，因仲景方論以辨析其理。極表裡、虚實、陰陽、死生之説，究藥病輕重去取加減之意」。成氏遵照王叔和舊制對《傷寒論》之編次不作任何改動，全書注解詳明，闡析仲景辨證論治之精髓，論述仲景立法處方之奥妙，對後世傷寒學派的形成與發展產生了巨大影響。

《傷寒明理論》四卷，論述從「發熱」起至「勞復」止，對《傷寒論》中五十個主要症狀，每論一證，對每一證分述釋義、病因、病理、分型、鑒别及不同治法等進行辨析，闡發機理，明辨病位、病性，鑒别不同原因導致其病證的不同臨床表現，將經典著作與個人心得有機地結合起來，爲臨床鑒别診斷提供了很有益的經驗，可以説是最早的一部《傷寒論》「症狀鑒别診斷學」。

成無己，聊攝（今山東省茌平縣）人，約生於北宋嘉祐至治平年間（1056—1067），後聊攝入金，遂爲金人。成氏一生好學，積四十年研究，以《内經》《難經》理論爲依據，撰成

《注解傷寒論》《傷寒明理論》《傷寒明理藥方論》，首次全文逐條注解《傷寒論》，是現存最早的《傷寒論》全注本，開《傷寒論》注釋之先河，是傷寒學派的開創者，在中醫發展史上，占有重要的歷史地位。

本次影印《注解傷寒論》是以明趙開美摹宋刻本爲底本，《傷寒明理論》是以宋景定辛酉建安慶有堂新刊本爲底本。

出版者的話

中醫典籍是中華民族文化寶庫中之瑰寶，其源遠流長，傳千載而不衰，統百世而未墜，在中醫學術發展的歷史長河裏，發揮了不可替代的關鍵作用。爲保護中醫文化遺産，傳承中醫學術，弘揚中華民族醫藥文化，促進中醫藥事業繁榮與發展，我們特推出《中醫典藏真本叢刊》以饗讀者。

本叢刊收選的原則：一是版本最精、品相最佳的珍本、善本；二是具有代表性和重要性的中醫經典之作；三是具有學術研究和文獻收藏價值的珍貴典籍。在所選版本中不乏珍稀的宋版和元版典籍。我們以「繼絕存真，傳本揚學」爲宗旨，使這些經典的珍稀之作，從圖書館深藏的版本室裏擺上學者的書案，便於研讀，爲學界所用，爲大眾所共享，既可免去使用善本時去圖書館奔波查閱之苦，也可免去使用現代校點本時發生的以訛傳訛之害。正如清嘉慶時著名版本學家、校勘學家顧千里感歎所言：「宋元本距今遠者八百餘年，近者不足五百年，而天壤間乃已萬不一存。」故而呼籲：「舉斷不可少之書而墨之，勿失其真，是縮今日爲宋元也，是緩千百年爲今日也。」因此，本叢刊既有珍稀的版本學價值，又是難得的經典範本，是學習和研究中醫經典必備的重要讀本。

中國中醫藥出版社

二〇二四年五月

總目録

注解傷寒論（影印本）

［漢］張仲景　述

［晉］王叔和　撰次

［宋］成無己　注解

［明］趙開美　校正

張永泰　整理

刻仲景全書序

歲乙未。吾邑疫厲大作。予家臧獲。率六七就枕席。吾吳和緩明卿沈君南昉在海虞。藉其力而起死亡殆徧。予家得大造于沈君矣。不知沈君操何術而若斯之神。因詢之。君曰予豈探龍藏秘典剖青囊奥旨而神斯也哉。特于仲景之傷寒論窺一斑兩斑耳。予曰吾聞

是書于家大夫之日久矣。而書肆間絶不可得。君曰予誠有之。予讀而知其爲成無己所解之書也。然而魚亥不可正。句讀不可離矣。已而搆得數本。字爲之正。句爲之離。補其脱略。訂其舛錯。沈君曰是可謂完書。仲景之忠臣也。予謝不敏。先大夫命之爾。其板行。斯以惠厥同胞。不肖孤曰唯唯。沈君曰。金匱要略仲景治雜證之秘也。盍并刻之。以見古人攻擊補瀉緩急調停之心法。先大夫曰小子識之。不肖孤曰敬哉。既合刻則名何從。先大夫曰可以命之名仲景全書。既刻已。復得宋板傷寒論焉。予曩固知成注非全文。及得是書。不啻拱璧。轉卷間而後知成之荒也。因復并刻之。所以承先大夫之志歟。又故紙中檢得傷

寒類證三卷。所以檃括仲景之書。去其煩而歸之簡。聚其散而彙之一。其于病證脉方若標月指之明且盡。仲景之法于是粲然無遺矣。乃并附于後。予因是哀夫世之人向故不得盡命而死也。夫仲景殫心思于軒岐。辨證候于絲髮。著爲百十二方。以全民命。斯何其仁且愛。而躋一世于仁壽之域也。乃今之業醫者。舍本逐

末超者曰東垣，局者曰丹溪已矣。而最稱高識者，則玉機微義是宗。若素問、若靈樞、若玄珠密語，則嗒焉茫乎而不知旨歸。而語之以張仲景、劉河間，幾不能知其人與世代，猶靦然曰：吾能已病足矣，奚高遠之是務？且于今之讀軒岐書者，必加誚曰：是夫也，徒讀父書耳，不知兵變已。夫不知變者，世誠有之，以其

變之難通而遂棄之者，是猶食而咽也，去食以求養生者哉？必且不然矣。則今日是書之刻，烏知不為肉食者大嗤乎？說者謂陸宣公達而以奏疏醫天下，窮而聚方書以醫萬民，吾子固悠然有世思哉。予曰：不，不。是先大夫之志也。先大夫固嘗以奏疏醫父子之倫，醫朋黨之漸，醫東南之民瘼，以直言敢諫醫諂諛者之膏肓，故躓之日多，達之日少。而是書之刻也，其先大夫宣公之志與？今先大夫歿垂四年而書成，先大夫處江湖退憂之心，蓋與居廟堂進憂之心同一無窮矣。客曰：子實為之，而以為先公之志，殆所謂善則稱親歟？不肖孤曰：不，不。是先大夫之志也。

萬曆已亥三月穀旦，海虞清常道

人趙開美序。

傷寒論序

夫傷寒論蓋祖述大聖人之意諸家莫其倫擬故晉皇甫謐序甲乙鍼經云伊尹以元聖之才撰用神農本草以為湯液漢張仲景論廣湯液為十數卷用之多驗近世太醫令王叔和撰次仲景遺論甚精皆可施用是仲景本伊尹之法伊尹本神農之經得不謂祖述大聖人之意乎張仲景漢書無傳見名醫錄云南陽人名機仲景乃其字也舉孝廉官至長沙太守始受術於同郡張伯祖時人言識用精微過其師所著論其言精而奥其法簡而

詳非淺聞寡見者所能及自仲景于今八百餘年惟王叔和能學之其間如葛洪陶景胡洽徐之才孫思邈輩非不才也但各自名家而不能脩明之開寶中節度使高繼沖曾編錄進上其文理舛錯未嘗考正歷代雖藏之書府亦闕於讐校是使治病之流舉天下無或知者國家詔儒臣校正醫書臣奇續被其選以為百病之急無急於傷寒今先校定張仲景傷寒論十卷總二十二篇證外合三百九十七法除複重定有一百一十二方今請頒行太子右贊善大夫臣高保衡尚書屯田員外郎臣孫奇尚書司封郎中祕閣校理臣林億等謹上

傷寒卒病論集

論曰余每覽越人入虢之診望齊侯之色未嘗不慨然歎其才秀也怪當今居世之士曾不留神醫藥精究方術上以療君親之疾下以救貧賤之厄中以保身長全以養其生但競逐榮勢企踵權豪孜孜汲汲惟名利是務崇飾其末忽棄其本華其外而悴其內皮之不存毛將安附焉卒然遭邪風之氣嬰非常之疾患及禍至而方震慄降志屈節欽望巫祝告窮歸天束手受敗賫百年之壽命持至貴之重器委付凡醫恣其所措咄嗟嗚呼厥身

已斃神明消滅變為異物幽潛重泉徒為啼泣痛夫舉世昏迷莫能覺悟不惜其命若是輕生彼何榮勢之云哉而進不能愛人知人退不能愛身知已遇災值禍身居厄地蒙蒙昧昧惷若遊魂哀乎趨世之士馳競浮華不固根本忘軀徇物危若冰谷至於是也余宗族素多向餘二百建安紀年以來猶未十稔其死亡者三分有二傷寒十居其七感往昔之淪喪傷橫夭之莫救乃勤求古訓博采衆方撰用素問九卷八十一難陰陽大論胎臚藥錄并平脉辨證為傷寒雜病論合十六卷雖未能盡愈諸病庶可以見病知源若能尋余所集思過半矣夫天布五行以運萬類人稟五常以有五藏經絡府俞陰陽會通玄冥幽微變化難極自非才高識妙豈能探其理致哉上古有神農黃帝岐伯伯高雷公少俞少師仲文中世有長桑扁鵲漢有公乘陽慶及倉公下此以往未之聞也觀今之醫不念思求經旨以演其所知各承家技終始順舊省疾問病務在口給相對斯須便處湯藥按寸不及尺握手不及足人迎趺陽三部不參動數發息不滿五十短期未知決診九候曾無髣髴明堂闕

庭盡不見察所謂窺管而已夫欲視死別生實為難矣孔子云生而知之者上學則亞之多聞博識知之次也余宿尚方術請事斯語

醫林列傳

張機

張機字仲景。南陽人也。受業於同郡張伯祖。善於治療。尤精經方。舉孝廉官至長沙太守。後在京師爲名醫。於當時為上手。以宗族二百餘口。建安紀年以来未及十稔。死者三之二。而傷寒居其七。乃著論二十二篇。證外合三百九十七法。一百一十二方。其文辭簡古奥雅。古今治傷寒者未有能出其外者也。其書為諸方之祖。時人以為扁鵲倉公無以加之。故後世稱為醫聖。

王叔和

王叔和高平人也。性度沉静。慱好經方。尤精診處。洞識養生之道。深曉療病之源。採摭羣論撰成脉經十卷。叙陰陽表裏。辨三部九候。分人迎氣口神門。條十二經二十四氣奇經八脉。五藏六府三焦四時之痾纖悉備具。咸可按用。凡九十七篇。又次張仲景方論為三十六卷。大行於世。

成無巳

成無巳聊攝人。家世儒醫。性識明敏。記問該慱。譔述傷寒。義皆前人未經道者。指在定體分形析證。若同而異者明之。似是而非者辨之。古今言傷寒者祖張仲景。但因其證而用之。初未有發明其意義。成無巳慱極研精。深造自得。本難素靈樞諸書以發明其奥。因仲景方論以辨析其理。極表裏虚實陰陽死生之説。究藥病輕重去取加減之意。真得長沙公之旨趣。所著傷寒論十卷。明理論三卷。論方一卷。大行於世。

國子監

准 尚書禮部元祐三年八月八日符。元祐三年八月七日酉時准 都省送下當月六日

勑中書省勘會。下項醫書冊數重大紙墨價高。民間難以買置。八月一日奉

聖旨令國子監別作小字雕印。内有浙路小字本者。令所屬官司校對。別無差錯。即摹印雕版。並候了日。廣行印造。只收官紙工墨本價。許民間請買。仍送諸路出賣。奉

勑如右牒到奉行。前批 八月七日未時付禮部施行。續准禮部符元祐三年九月二十日准

都省送下當月十七日

勑中書省尚書省送到國子監狀。據書庫狀。准

朝旨雕印小字傷寒論等醫書出賣。契勘工錢。約支用五千餘貫。未委於是何官錢支給。應副使用。本監比欲依雕四子等體例。於書庫賣書錢内借支。又緣所降

朝旨。候雕造了日令只收官紙工墨本價。即別不收息。慮日後難以撥還。欲乞

朝廷特賜應副上件錢數支使。候指揮尚書省勘當。欲用本監見在賣書錢。候將來成書出賣。每部只收息壹分。餘依元降指揮。奉

聖旨依國子監主者。一依

勑命。指揮施行。

治平二年二月四日

進呈。奉

聖旨鏤版施行。

朝奉郎守太子右贊善大夫同校正醫書飛騎尉賜緋魚袋臣高保衡

宣德郎守尚書都官員外郎同校正醫書騎都尉臣孫奇

朝奉郎守尚書司封郎中充祕閣校理判登聞檢院護軍賜緋魚袋臣林億

翰林學士朝散大夫給事中知制誥充史館修撰宗正寺脩玉牒官兼判太常寺兼禮儀事兼判祕閣祕書省同提舉集禧觀公事兼提舉校正醫書所輕車都尉汝南郡開國侯食邑一千三百户賜紫金魚袋臣范鎮

推忠協謀佐理功臣金紫光祿大夫行尚書吏部侍郎叅知政事柱國天水郡開國公食邑三千户食實封八百户臣趙槩

推忠協謀佐理功臣金紫光祿大夫行尚書吏部侍郎叅知政事柱國樂安郡開國公食邑二千八百户食實封八百户臣歐陽脩

推忠協謀同德佐理功臣特進行中書侍郎兼户部尚書同中書門下平章事集賢殿大學士上柱國廬陵郡開國公食邑七千一百户食實封二千二百户臣曾公亮

推忠協謀同德守正佐理功臣開府儀同三司行尚書右僕射兼門下侍郎同中書門下平章事昭文館大學士監脩國史兼譯經潤文使上柱國衛國公食邑一萬七百户食實封三千八百户臣韓琦

知兖州錄事參軍監國子監書庫臣郭直卿

奉議郎國子監主簿雲騎尉臣孫準

朝奉郎行國子監丞上騎都尉賜緋魚袋臣何宗元

朝奉郎守國子司業輕車都尉賜緋魚袋臣豐稷

朝請郎守國子司業上輕車都尉賜緋魚袋臣盛僑

朝請大夫試國子祭酒直集賢院兼徐王府翊善護軍臣鄭穆

中大夫守尚書右丞上輕車都尉保定縣開國男食邑三百户賜紫金魚袋臣胡宗愈

中大夫守尚書左丞上護軍太原郡開國侯食邑一千八百户食實封二百户賜紫金魚袋臣王存

中大夫守中書侍郎護軍彭城郡開國侯食邑一千一百户食實封二百户賜紫金魚袋臣劉摯

正議大夫守門下侍郎上柱國樂安郡開國公食邑四千户食實封九百户臣孫固

太中大夫守尚書右僕射兼中書侍郎上柱國高平郡開國侯食邑一千六百户食實封五百户臣范純仁

太中大夫守尚書左僕射兼門下侍郎上柱國汲郡開國公食邑二千九百户食實封六百户臣吕大防

注解傷寒論序

夫前聖有作後必有繼述之者則其教乃得著於世矣醫之道源自炎黃以至神之妙始興經方繼而伊尹以元聖之才撰成湯液俾黎庶之疾疢咸遂蠲除使萬代之生靈普蒙拯濟後漢張仲景又廣湯液為傷寒卒病論十數卷然後醫方大備玆先聖後聖若合符節至晉太醫令王叔和以仲

景之書撰次成序得為完秩昔人以仲景方一部為衆方之祖蓋能繼述先聖之所作迄今千有餘年不墜於地者又得王氏闡明之力也傷寒論十卷其言精而奧其法簡而詳非寡聞淺見所能賾究後雖有學者又各自名家未見發明僕忝醫業自幼徂老耽味仲景之書五十餘年矣雖粗得其門而近升乎堂然未入於室常為之

慊然昔者解后聊攝成公議論該博術業精通而有家學注成傷寒十卷出以示僕其三百九十七法之內分析異同彰明隱奧調陳脈理區別陰陽使表裏以昭然俾汗下而灼見百一十二方之後通明名號之由彰顯藥性之主十劑輕重之所七精制用之斯見別氣味之所宜明補寫之所適又皆引內經旁牽衆說方法之辨

莫不允當實前賢所未言後學所未識是得仲景之深意者也昔所謂慊然者今悉達其奧矣親覩其書誠難默默不揆荒蕪聊序其略時甲子中秋日洛陽嚴器之序

○成無已註解傷寒論

卷第五 方十道

卷第六 方二十道

卷第七 方五道

牡礪澤瀉散〔一〇二〕 竹葉石膏湯〔一〇二〕

辨不可發汗病脉證并治〔一〇二〕

辨可發汗病脉證并治〔一〇三〕

卷第八 無方

辨發汗後病脉證并治〔一〇四〕

辨不可吐〔一〇四〕

辨可吐〔一〇四〕

卷第九 無方

辨不可下病脉證并治〔一〇五〕

辨可下病脉證并治〔一〇七〕

卷第十 無方

辨發汗吐下後病脉證并治〔一〇九〕

此下二十五方。雖於隨證下有之。緣多以加減爲文。似未詳備。故復載方在末卷。

桂枝加葛根湯〔一〇九〕 桂枝加厚朴杏子湯〔一〇九〕

桂枝加附子湯朮附湯方附〔一〇九〕 桂枝去芍藥湯〔一〇九〕

桂枝去芍藥附子湯〔一〇九〕 桂枝麻黄各半湯〔一〇九〕

桂枝二麻黄一湯〔一〇九〕 白虎加人參湯〔一〇九〕

桂枝去桂茯苓白朮湯已上九方在第二卷 證〔一〇九〕

葛根加半夏湯〔一一〇〕

桂枝加芍藥生薑人參新加湯〔一一〇〕

梔子甘草豉湯〔一一〇〕 梔子生薑豉湯〔一一〇〕

柴胡加芒消湯〔一一〇〕

桂枝加桂湯已上六方在第三卷 證〔一一〇〕

附子瀉心湯〔一一〇〕 柴胡桂枝湯〔一一〇〕

甘草瀉心湯〔一一〇〕 生薑瀉心湯〔一一〇〕

黄芩加半夏生薑湯已上五方在第四卷 證〔一一〇〕

桂枝加大黄湯〔一一〇〕 桂枝加芍藥湯〔一一〇〕

四逆加吳茱萸生薑湯已上三方在第六卷 證〔一一〇〕

四逆加人參湯〔一一一〕

四逆加猪膽汁湯方已上二方在第七卷 證〔一一一〕

已上十卷内。計方一百一十二道

此經方劑。並桉古法。錙銖分兩。與今不同。謂如㕮咀者。即今之剉如麻豆大是也。云一升者。即今之大白盞也。云銖者。六銖為一分。即二錢半也。二十四銖為一兩也。云三兩者。即今之一兩。云二兩。即今之六錢半也。料例大者。只合三分之一足矣。

南政三陰司天脉

太陰　少陰　厥陰

甲子　甲午

右手　寸不應　土運　寸不應　左手

南政三陰司天脉

少陰　厥陰　太陽

己巳　己亥

右手　寸不應　土運　寸口應　左手

南政三陰司天脉

少陽　太陰　少陰

己丑　己未

右手　寸口應　土運　寸不應　左手

南政三陰在泉脉

右手　尺不應　土運　尺不應　左手

己卯　己酉

厥陰　少陰　太陰

南政三陰在泉脉

右手　尺部應　土運　尺不應　左手

甲寅　甲申

太陽　厥陰　少陰

南政三陰在泉脉

右手　尺不應　土運　尺部應　左手

甲辰　甲戌

少陰　太陰　少陽

北政三陰司天脉

太陰　少陰　厥陰

丙戊庚　壬子午

左手　尺不應　金運　尺不應　右手

北政三陰司天脉

少陰　厥陰　太陽

乙辛丁　癸巳亥

左手　尺不應　火運　尺部應　右手

北政三陰司天脉

少陽　太陰　少陰

乙辛丁　癸丑未

左手　尺部應　水運　尺不應　右手

北政三陰在泉脉

左手　寸不應　火運　寸不應　右手

乙辛丁　癸卯酉

厥陰　少陰　太陰

北政三陰在泉脉

左手　寸口應　木運　寸不應　右手

丙壬戊　庚寅申

太陽　厥陰　少陰

北政三陰在泉脉

左手　寸不應　金運　寸口應　右手

丙戊庚　壬辰戌

少陰　太陰　少陽

仲景全書　〈論圖　二

南政陰陽交死脉

少陰　厥陰　太陽

己巳　己亥

交天左

南政陰陽交死脉

交地左

甲寅　甲申

太陽　厥陰　少陰

南政陰陽交死脉

少陽　太陰　少陰

己丑　己未

交天左

南政陰陽交死脉

交地左

甲辰　甲戌

少陰　太陰　少陽

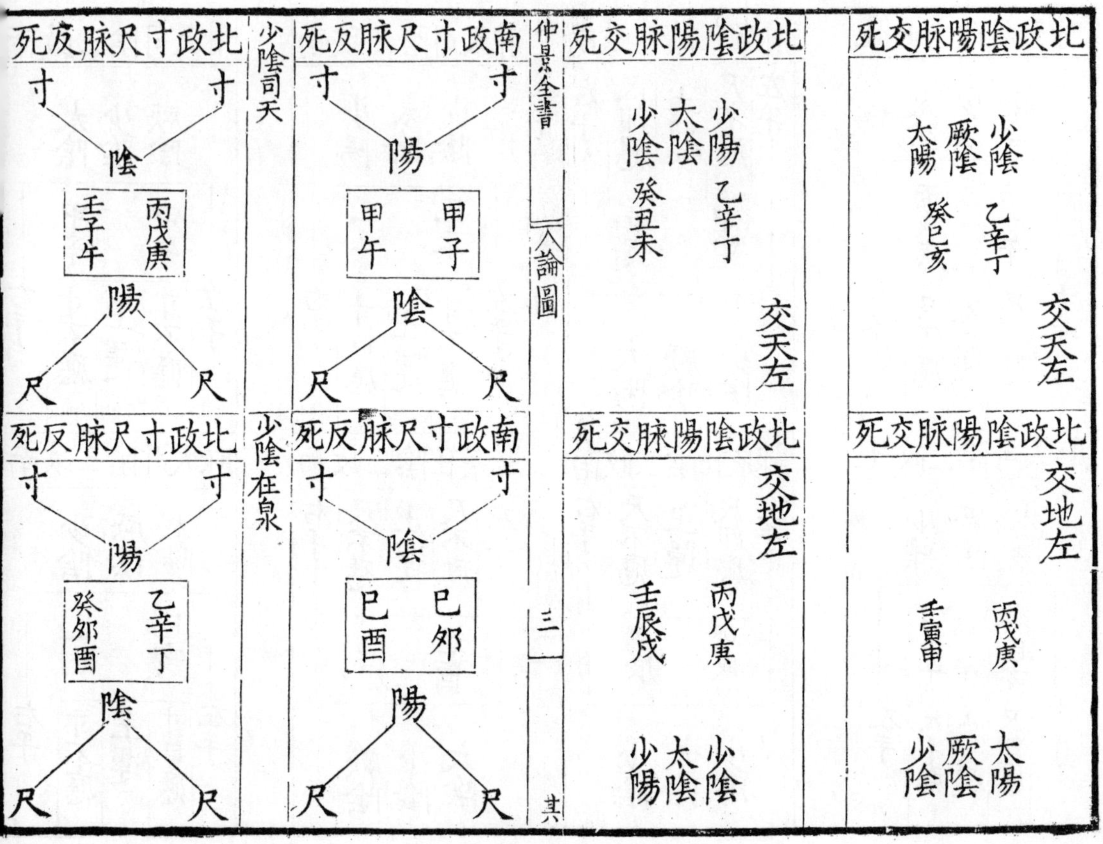

太陽上下加臨補瀉病證之圖

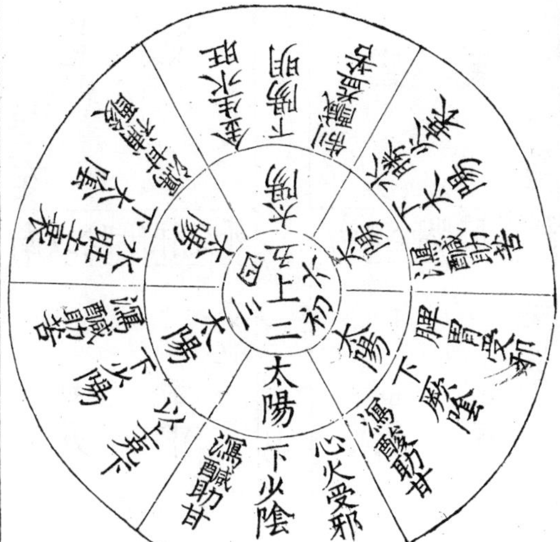

陽明上下加臨補瀉病證之圖

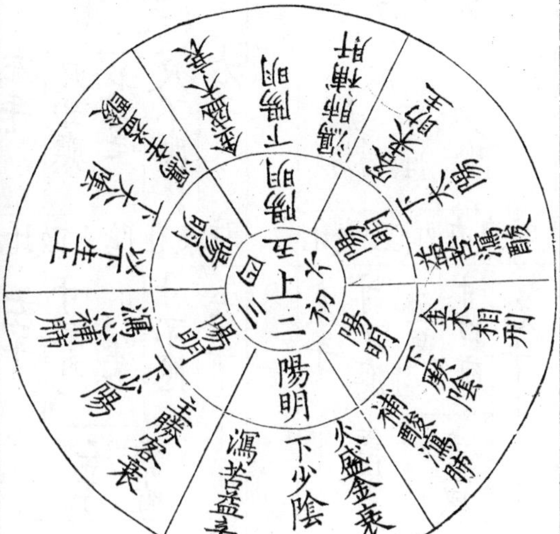

太陰上下加臨補瀉病證之圖

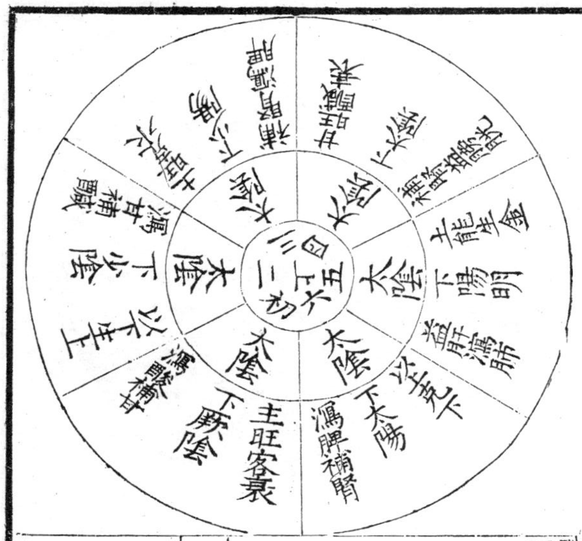

少陽上下加臨補瀉病證之圖

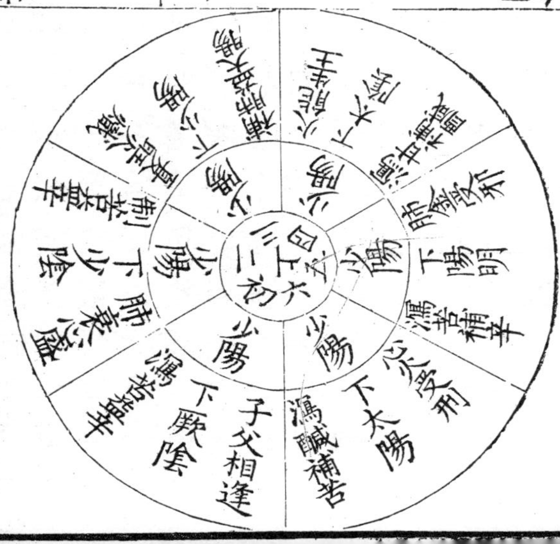

厥陰上下加臨補瀉病證之圖

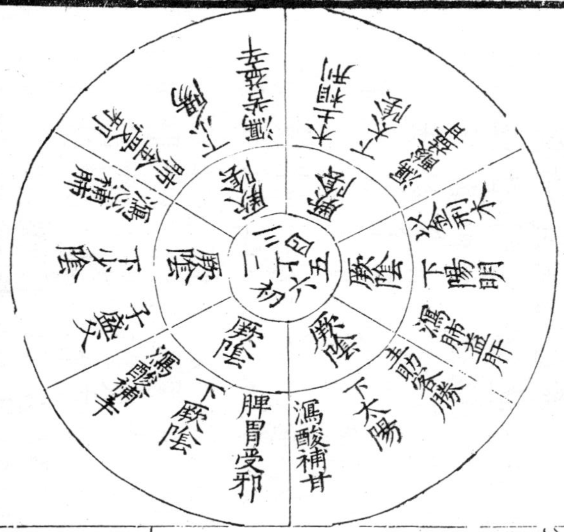

少陰上下加臨補瀉病證之圖

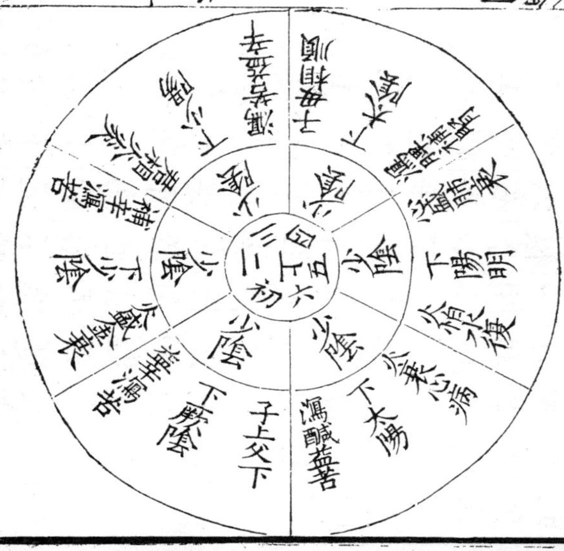

五運六氣主病加臨轉移之圖

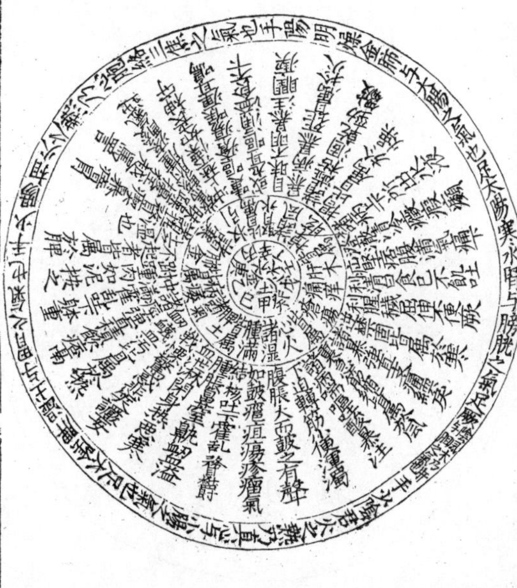

夫五運六氣主病陰陽虛實無越此圖。經曰：上，天也；下，地也。周天謂天周也。五行之位，天垂六氣，地布五行。天順地而左回，地承天而東轉。木運之後，天氣常餘，餘氣不加，君火却退一步，加臨相火之上。是以每五歲已退一位而右遷，故曰左右周天。餘而復會，會，遇也。言天地之道，常五歲畢，則以餘氣遷加，復與五行座位再相會合而為歲法也。周天謂天周地位，非周天之六氣也。經曰：加臨法曰：先立其年，以知其氣左右應見，然後乃言生死也。

運氣圖解

經曰：天地之氣，勝復之作，不形於診也。言平氣及勝復，皆以形證觀察，不以診知也。脉法曰：天地之變，無以脉診，此之謂也。又曰：隨氣所在，期於左右。於左右尺寸四部分位察之，以知應與不應，過與不過也。從其氣則和，違其氣則病。謂當沉浮濇鉤弦大之類而不應，盖至而和則平，至而甚則病，至而反則病，至而不至者病，未至而至者病，陰陽易者危。不當其位者病，見於他位也。迭移其位者病，謂左見右脉，右見左脉，氣差錯故爾。失守其位者危，已見於他部，本宮見賊殺之氣，故病危。尺寸反者死，子午卯酉四歲有之。反謂歲當陰在寸，而脉反見於尺；歲當陽在尺，而脉反見於寸，尺寸俱見，乃為反也。若尺獨然，或寸獨然，是不應氣，非反也。陰陽交者死。寅申巳亥丑未辰戌八年有之。交謂歲當陰在右，脉反見左；歲當陽在左，脉反見右，左右交見，是謂交。若左獨然，或右獨然，是不應氣，非交也。

先立其年，以知其氣左右應見，然後乃可以言生死之逆順也。凡三陰司天在泉，上下南北二政，或左或右，兩手寸尺不相應，皆為脉沉下者，仰手而沉，覆手則沉為浮，細為大者也。若不明此法，如過淵海問津，豈不愚乎？區區白首，不能曉明也。況因旬月邪僕忝留入式之法，加臨五運六氣、三陰三陽標本、南北之政、司天在泉、主病立成圖局，易曉其義，又何不達於聖意哉。

釋運氣加臨民病吉凶圖

金見丁辛火乙丁　丙巳木水乙巳并
戊壬土水火丙巳　水木元來號甲丁
土水甲巳從來道　金土丁壬汗似蒸
木土丙辛之日差　火金乙巳汗如傾
水金甲戊言交汗　木火乙戊不差争
土火乙庚疾大減　金木安康在丙庚
金燥水寒中土濕　木風火熱氣和清
此是加臨安愈訣　莫與迷人取次輕

汗差棺墓總括歌

木土棺臨墓上知　屍臨墓下土金歸

二木棺中無氣止　金水屍中有命隨
火水氣前逢命者　金火屍中有氣微
木火棺中生有氣　屍臨棺下木金危
水火命前逢氣可　土木逢之不可推
墓臨棺上多應死　屍臨棺下救應遲
金土屍來臨墓上　病人危困不須疑
屍向棺頭金木立　患家猶是好求醫

夫運氣陰陽者。各有上下相得不得。乃可從天令乎。於是立此圖局。細述在前。布分十二經。令配合五運六氣。虛實盛衰。或逆或順。相生不和。自知民病吉凶各有所歸。對六十首圖。周而復始。各隨氣運中明解利安愈凶兆。并生數相假。定其徵驗也。且如二木者丙巳火者乙丁土者戊壬金者丁辛二水者乙巳蓋以土無成數。惟九宮為準。其餘氣運並化。總不離十干。從甲至癸內藏九日。明矣。

運氣加臨汗差手經指掌之圖

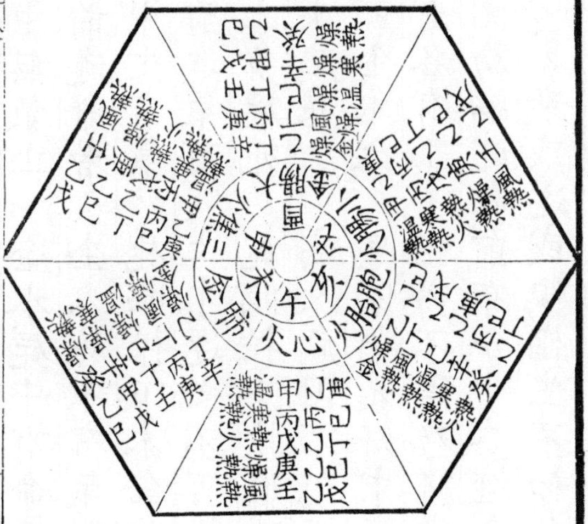

運氣加臨汗差足經指掌之圖

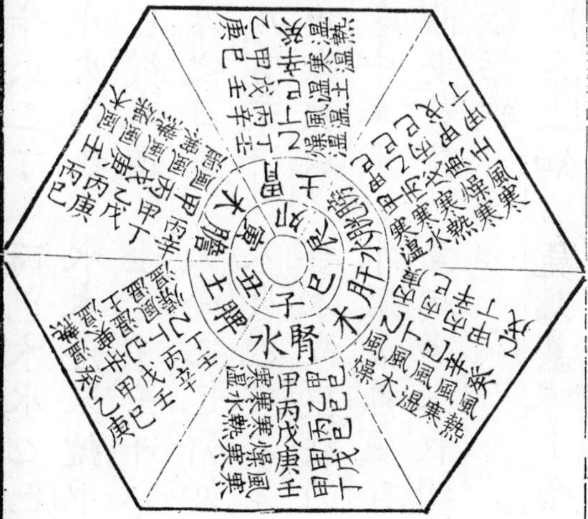

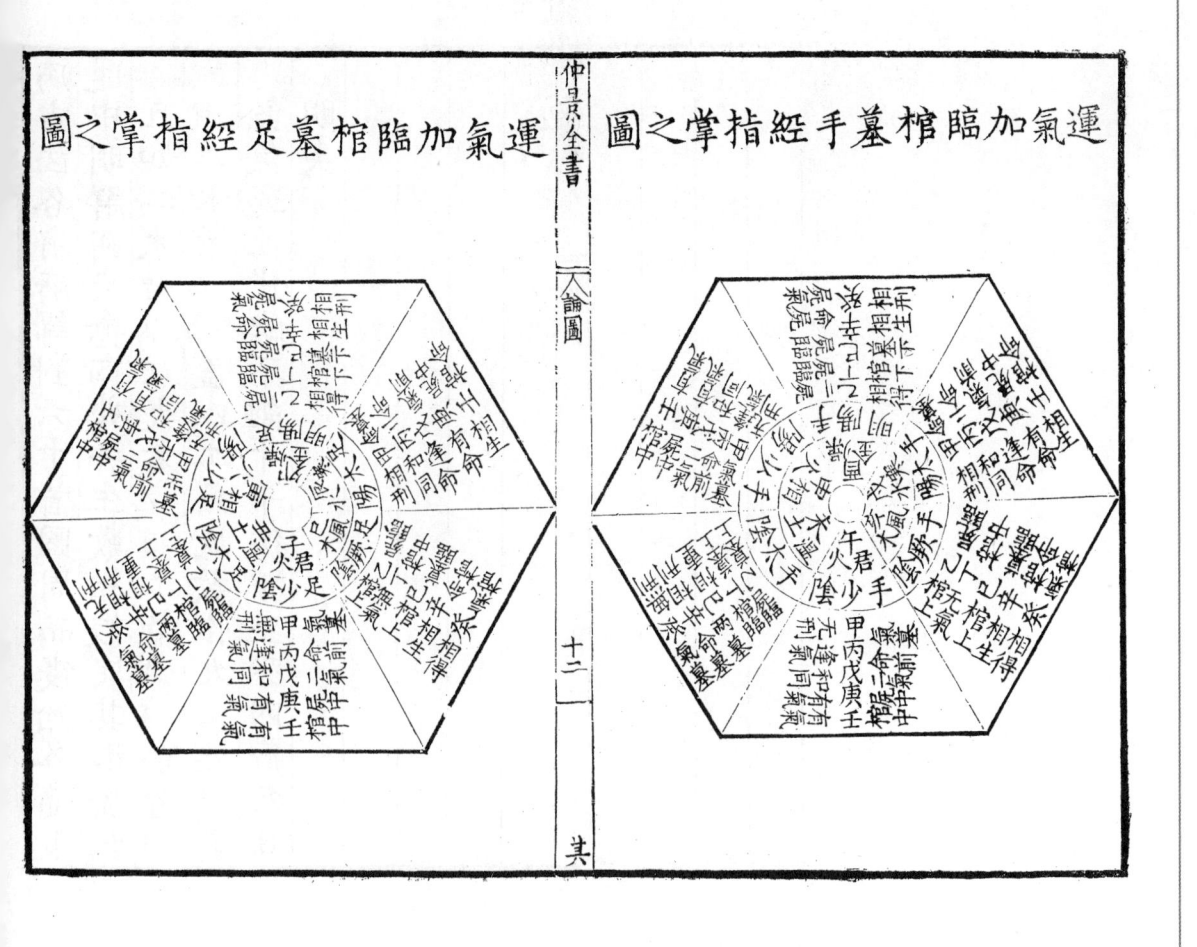

運氣加臨棺墓手經指掌之圖

運氣加臨棺墓足經指掌之圖

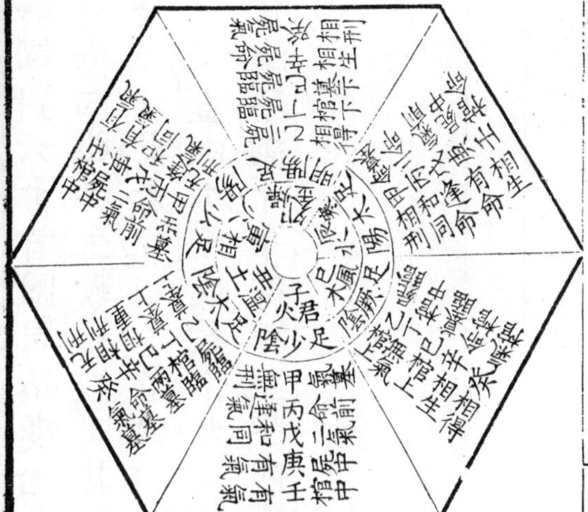

運氣加臨脈候寸尺不應之圖

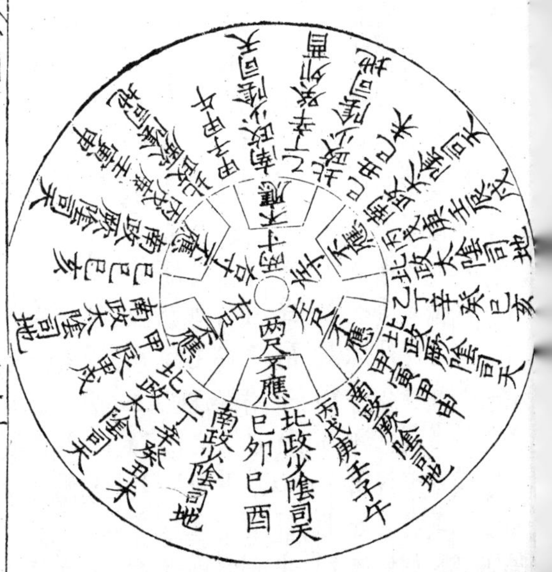

婁東仁宇楊士成校圖

註解傷寒論卷第一　　仲景全書第十一

漢　長沙守　張仲景　述
晉　太醫令　王叔和　撰次
宋　聊攝人　成無已　註解
明　虞山人　趙開美　校正

辨脈法第一

問曰。脈有陰陽者。何謂也。荅曰。凡脈大浮數動滑。此名陽也。脈沉濇弱弦微。此名陰也。凡陰病見陽脈者生。陽病見陰脈者死。內經曰。微妙在脈。不可不察。察之有紀。從陰陽始。始之有經。從五行生。茲首論脈之陰陽者。以脈從陰陽始故也。陽脈有五。陰脈有五。以脈從五行生故也。陽道常饒。大浮數動滑五者。比之平脈也有餘。故謂之陽。陰道常乏。沉濇弱弦微五者。比之平脈也不及。故謂之陰。傷寒之為病。邪在表則見陽脈。邪在裏則見陰脈。陰病見陽脈而主生者。則邪氣自裏之表。欲汗而解也。如厥陰中風。脈微浮為欲愈。不浮為未愈者是也。陽病見陰脈而主死者。則邪氣自表入裏。正虛邪勝。如讝言妄語。脈沉細者死是也。金匱要畧曰。諸病在外者可治。入裏者即死。此之謂也。

問曰。脈有陽結陰結者。何以別之。荅曰。其脈浮而數。能食。不大便者。此為實。名曰陽結也。期十七日當劇。其脈沉而遲。不能食。身體重。大便反鞕。名曰陰結也。期十四日當劇。結者。氣偏結固。陰陽之氣不得而雜之。陰中有陽。陽中有陰。陰陽相雜以為和。不相雜以為結。浮數陽脈也。能食而不大便裏實也。為陽氣結固。陰不得而雜之。是名陽結。沉遲陰脈也。不能食。身體重。陰病也。陰病見陰脈。則當下利。

今大便鞕者，為陰氣結固，陽不得而雜之，是名陰結。論其數者，傷寒之病，一日太陽，二日陽明，三日少陽，四日太陰，五日少陰，六日厥陰。至六日為傳經盡，七日當愈。七日不愈者，謂之再經。言再經者，再自太陽而傳，至十二日再至厥陰為傳經盡，十三日當愈。十三日不愈者，謂之過經。言再過太陽之經，亦以次而傳之也。陽結為火，至十七日傳少陰水，水能制火，火邪解散則愈。陰結屬水，至十四日傳陽明土，土能制水，水邪解散則愈。彼邪氣結甚，水又不能制火，土又不能制水，故當劇。內經曰：一候後則病，二候後則病甚，三候後則病危也。問曰：病有洒淅惡寒而復發熱者何？答曰：陰脉不足，陽往從之；陽脉不足，陰往乘之。曰：何謂陽不足？答曰：假令寸口脉微，名曰陽不足，陰氣上入陽中，則洒淅惡寒也。曰：何謂陰不足？答曰：假令尺脉弱，名曰陰不足，陽氣下陷入陰中，則發熱也。一陰一陽謂之道，偏陰偏陽謂之疾。陰偏不足，則陽得而從之；陽偏不足，則陰得而乘之。陽不足，則陰氣上入陽中，為惡寒者，陰勝則寒矣；陰不足，陽氣下陷入陰中，為發熱者，陽勝則熱矣。陽脉浮，陰脉弱者，則血虛，血虛則筋急也。陽為氣，陰為血。陽脉浮者，衛氣強也；陰脉弱者，榮血弱也。難經曰：氣主呴之，血主濡之。血虛則不能濡潤筋絡，故筋急也。其脉沉者，榮氣微也。內經云：脉者，血之府也。脉實則血實，脉虛則血虛，此其常也。脉沉者，知榮血內微也。其脉浮而汗出如流珠者，衛氣衰也。鍼經云：衛氣者，所以溫分肉，充皮毛，肥腠理，司開闔者也。脉浮汗出如流珠者，腠理不密，開闔不司，為衛氣外衰也。浮主候衛，沉主候榮，以浮沉別榮衛之衰微，理固然矣。然而衰甚於微，所以於榮言微，而衛言衰者，以其汗出如流珠，為陽氣外絕，所以衛病甚於榮也。榮氣微者，加燒針則血流不行，更發熱而躁煩也。衛陽

也，榮陰也。燒針益陽而損陰。榮氣微者，謂陰虛也。內經曰：陰虛而內熱。方其內熱，又加燒針以補陽，不惟兩熱相合，而榮血不行，必更外發熱而內躁煩也。脉藹藹如車蓋者，名曰陽結也。藹藹如車蓋者，大而厭厭聶聶也，為陽氣鬱結於外，不與陰氣和雜也。脉纍纍如循長竿者，名曰陰結也。纍纍如循長竿者，連連而強直也，為陰氣鬱結於內，不與陽氣和雜也。脉瞥瞥如羹上肥者，陽氣微也。輕浮而主微也。脉縈縈如蜘蛛絲者，陽氣衰也。縈縈，滯也，若縈縈惹惹之不利也。如蜘蛛絲者，至細也。微為陽微，細為陽衰。脉要曰：微為氣痞，是未至於衰。內經曰：細則氣少。以至細為陽衰，宜矣。脉綿綿如瀉漆之絕者，亡其血也。綿綿者，連綿而軟也。如瀉漆之絕者，前大而後細也。正理論曰：天樞開發，精移氣變，陰陽交會，胃和脉生，脉後生也。陽氣先至，陰氣後至，則脉前為陽氣，後為陰氣。脉來前大後細，為陽氣有餘而陰氣不足，是知亡血。

脉来緩，時一止復来者，名曰結。脉來數，時一止復來者，名曰促。脉陽盛則促，陰盛則結，此皆病脉。脉一息四至曰平，一息三至曰遲，小駃於遲曰緩，一息六至曰數。時有一止者，陰陽之氣不得相續也。陽行也速，陰行也緩。緩以候陰，若陰氣勝而陽不能相續，則脉來緩而時一止；數以候陽，若陽氣勝而陰不能相續，則脉來數而時一止。傷寒有結代之脉，動而中止，不能自還，為死脉。此結促之脉，止是陰陽偏勝而時有一止，即非脫絕而止云，此皆病脉。陰陽相搏，名曰動。陽動則汗出，陰動則發熱，形冷惡寒者，此三焦傷也。動為陰陽相搏，方其陰陽相搏而虛者，則動。陽動為陽虛，故汗出；陰動為陰虛，故發熱也。如不汗出發熱，而反形冷惡寒者，三焦傷也。三焦者，原氣之別使，主行氣於陽。三焦既傷，則陽氣不通而微，致身冷而惡寒也。金匱要畧曰：陽氣不通即身冷。經曰：陽微則惡寒。若數脉見于

關上。上下無頭尾。如豆大。厥厥動搖者。名曰動也。脉經云。陽出陰入。以關為界。關為陰陽之中也。若數脉見於關上。上下無頭尾。如豆大。厥厥動搖者。是陰陽之氣相搏也。故名曰動。陽脉浮大而濡。陰脉浮大而濡。陰脉與陽脉同等者。名曰緩也。陽脉寸口也。陰脉尺中也。上下同等。無有偏勝者。是陰陽之氣和緩也。非若遲緩之有邪也。陰陽偏勝者。為結為促。陰陽相搏者。為動。陰陽氣和者。為緩。學者不可不知也。脉浮而緊者。名曰弦也。弦者狀如弓弦。按之不移也。脉緊者。如轉索無常也。脉經云。弦與緊相類。以弦為虛。故雖緊如弦。而按之不移。不移則不足也。經曰。弦則為減。以緊為實。是切之如轉索無常而不散。金匱要畧曰。脉緊如轉索無常者。有宿食也。脉弦而大。弦則為減。大則為芤。減則為寒。芤則為虛。寒虛相搏。此名為革。婦人則半產漏下。男子則亡血失精。弦則為減。減則為寒。

寒者。謂陽氣少也。大則為芤。芤則為虛者。謂血少不足也。所謂革者。言其既寒且虛。則氣血改革。不循常度。男子得之。為真陽減而不能內固。故主亡血失精。婦人得之。為陰血虛而不能滋養。故主半產漏下。問曰。病有戰而汗出。因得解者。何也。答曰。脉浮而緊。按之反芤。此為本虛。故當戰而汗出也。其人本虛。是以發戰。以脉浮。故當汗出而解也。浮為陽。緊為陰。芤為虛。陰陽爭則戰。邪氣將出。邪與正爭。其人本虛。是以發戰。正氣勝則戰。戰已復發熱而大汗解也。若脉浮而數。按之不芤。此人本不虛。若欲自解。但汗出耳。不發戰也。浮數陽也。本實陽勝。邪不能與正爭。故不發戰也。問曰。病有不戰而汗出解者。何也。答曰。脉大而浮數。故知不戰汗出而解也。陽勝則熱。陰勝則寒。陰陽爭則戰。脉大而浮數。皆陽也。陽氣全勝。陰無所爭。何戰之有。問曰。病有不戰不汗出而解者。何也。答曰。其脉自微。此以曾經發汗。若吐。若下。若亡血。以內無津液。此陰陽自和。必自愈。故不戰不汗出而解也。脉微者。邪氣微也。邪氣已微。正氣又弱。脉所以微。既經發汗吐下亡陽亡血。內無津液。則不能作汗。得陰陽氣和而自愈也。問曰。傷寒三日。脉浮數而微。病人身涼和者。何也。答曰。此為欲解也。解以夜半。脉浮而解者。濈然汗出也。脉數而解者。必能食也。脉微而解者。必大汗出也。傷寒三日。陽去入陰之時。病人身熱。脉浮數而大。邪氣傳也。若身涼和。脉浮數而微者。則邪氣不傳而欲解也。解以夜半者。陽生於

子也。脉浮。主濈然汗出而解者。邪從外散也。脉數。主能食而解者。胃氣和也。脉微。主大汗出而解者。邪氣微也。問曰。病脉欲知愈未愈者。何以別之。答曰。寸口關上尺中三處。大小浮沉遲數同等。雖有寒熱不解者。此脉陰陽為和平。雖劇當愈。三部脉均等。即正氣已和。雖有餘邪。何害之有。立夏得洪大脉。是其本位。其人病身體苦疼重者。須發其汗。若明日身不疼不重者。不須發汗。若汗濈濈自出者。明日便解矣。何以言之。立夏得洪大脉。是其時脉。故使然也。四時倣此。脉來應時。為正氣內固。雖外感邪氣。但微自汗出而亦解耳。內經曰。脉得四時之順者。病無他。問曰。凡病欲知何時得。何時愈。答曰。假令夜半得病。明日

日中愈日中得病夜半愈何以言之日中得病夜半愈者以陽得陰則解也夜半得病明日日中愈者以陰得陽則解也日中得病者陽受之夜半得病者陰受之陽不和得陰則和是解以夜半陰不和得陽則和是解以日中經曰用陽和陰用陰和陽寸口脉浮為在表沉為在裏數為在府遲為在藏假令脉遲此為在藏也經曰諸陽浮數為乘府諸陰遲濇為乘藏趺陽脉浮而濇少陰脉如經也其病在脾法當下利何以知之若脉浮大者氣實血虛也今趺陽脉浮而濇故知脾氣不足胃氣虛也以少陰脉弦而浮纔見此為調脉故稱如經也若反滑而數者故知當屎膿也趺陽者胃之脉診得浮而濇者脾胃不足也浮者以為氣實濇者以為血虛者此非也經曰脉浮而大浮為氣實大為血虛若脉浮大當為氣實血虛今趺陽脉浮而濇浮則胃虛濇則脾寒脾胃虛寒則穀不消而水不別法當下利少陰腎脉也腎為肺之子為肝之母浮為肺脉弦為肝脉少陰脉弦而浮為子母相生故云調脉若滑而數者則客熱在下焦使血流腐而為膿故屎膿也寸口脉浮而緊浮則為風緊則為寒風則傷衛寒則傷榮榮衛俱病骨節煩疼當發其汗也脉經云風傷陽寒傷陰衛為陽榮為陰風為陽寒為陰各從其類而傷也易曰水流濕火就燥者是矣衛得風則熱榮得寒則痛榮衛俱病故致骨節煩疼當與麻黃湯發汗則愈趺陽脉遲而緩胃氣如經也趺陽脉浮而數浮則傷胃數則動脾此非本病醫特下之所為也榮衛內陷其數先微脉反但浮其

人必大便鞕氣噫而除何以言之本以數脉動脾其數先微故知脾氣不治大便鞕氣噫而除今脉反浮其數改微邪氣獨留心中則饑邪熱不殺穀潮熱發渴數脉當遲緩脉因前後度數如法病者則饑數脉不時則生惡瘡也經常也趺陽之脉以候脾胃故遲緩之脉為常若脉浮數則為醫妄下傷胃動脾邪氣乘虛內陷也邪在表則見陽脉邪在裏則見陰脉邪在表之時脉浮而數也因下裏虛榮衛內陷邪客於脾以數則動脾今數先微則是脾邪先陷於裏也胃虛脾熱津液乾少大便必鞕鍼經曰脾病善噫得後出餘氣則快然而衰今脾客邪熱故氣噫而除脾能磨消水穀今邪氣獨留於脾脾氣不治心中雖飢而不能殺穀也脾主為胃行其津液脾為熱爍故潮熱而發渴也趺陽之脉本遲而緩因下之後變浮為數榮衛內陷數復改微是脉因前後度數如法邪熱內陷於脾而心中善飢也數脉不時者為數當改微而復不微如此則是邪氣不傳於裏但鬱於榮衛之中必出自肌皮為惡瘡也師曰病人脉微而濇者此為醫所病也大發其汗又數大下之其人亡血病當惡寒後乃發熱無休止時夏月盛熱欲著複衣冬月盛寒欲裸其身所以然者陽微則惡寒陰弱則發熱此醫發其汗令陽氣微又大下之令陰氣弱五月之時陽氣在表胃中虛冷以陽氣內微不能勝冷故欲著複衣十一月之時陽氣在裏胃中煩熱以陰氣內弱不能勝熱故欲裸其身又陰脉遲濇故知血亡也微為亡陽濇則無血不當汗而強與汗之者令陽氣微陰氣上

入陽中則惡寒故曰陽微則惡寒不當下而強與下之者令陰氣弱陽氣下陷入陰中則發熱故曰陰弱則發熱氣為陽血為陰陽脉以候氣陰脉以候血陰脉遲濇為榮血不足故知亡血經曰尺脉遲者不可發汗以榮氣不足血少故也

脉浮而大心下反鞕有熱屬藏者攻之不令發汗

浮大之脉當責邪在表若心下反鞕者則熱已甚而內結也有熱屬藏者為別無虛寒而但見裏熱也藏屬陰為悉在裏故可下之攻之謂下之也不可謂脉浮大更與發汗病源曰熱毒氣乘心心下痞滿此為有實宜速下之

屬府者不令溲數溲數則大便鞕汗多則熱愈汗少則便難脉遲尚未可攻

雖心下鞕若餘無裏証但見表証者為病在陽謂之屬府當先解表然後攻痞溲小便也勿為飲結而利小便使其溲數大便必鞕也經曰小便數者大便必鞕謂走其津液也汗多則邪氣除而熱愈汗少則邪熱不盡又走其津液必便難也鞕家當下設脉遲則未可攻以遲為不足即裏氣未實故也

脉浮而洪身汗如油喘而不休水漿不下體形不仁乍靜乍亂此為命絕也

病有不可治者為邪氣勝於正氣也內經曰大則邪至又曰大則病進脉浮而洪者邪氣勝也身汗如油喘而不休者正氣脫也四時以胃氣為本水漿不下者胃氣盡也一身以榮衛為充形體不仁者榮衛絕也不仁為痛痒俱不知也鍼經曰榮衛不行故為不仁爭則亂安則靜乍靜乍亂者正與邪爭正負邪勝也正氣已脫胃氣又盡榮衛俱絕邪氣獨勝故曰命絕也

又未知何藏先受其災若汗出髮潤喘不休者此為肺先絕也

肺為氣之主為津液之帥汗出髮潤者津脫也喘不休者氣脫也

陽反獨留形體如烟熏直視搖頭者此心絕也

肺主氣心主血氣為陽血為陰陽反獨留者則為身體大熱是血先絕而氣獨在也形體如烟熏者為身無精華是血絕不榮于身也心脉俠咽系目直視者心經絕也頭為諸陽之會搖頭者陰絕而陽無根也

脣吻反青四肢漐習者此為肝絕也

脣吻者脾之候肝色青肝絕則真色見于所勝之部也四肢者脾所主肝主筋肝絕則筋脉引急發于所勝之分也漐習者為振動若搐搦手足時時引縮也

環口黧黑柔汗發黃者此為脾絕也

脾主口脣絕則精華去故環口黧黑柔為陰柔汗冷汗也脾胃為津液之本陽氣之宗柔汗發黃者脾絕而陽脫真色見也

溲便遺失狂言目反直視者此為腎絕也

腎司開闔禁固便溺溲便遺失者腎絕不能約制也腎藏志狂言者志不守也內經曰狂言者是失志矣失志者死鍼經曰五藏之精氣皆上注于目骨之精為瞳子目反直視者腎絕則骨之精不榮于瞳子而瞳子不轉也

又未知何藏陰陽前絕若陽氣前絕陰氣後竭者其人死身色必青陰氣前絕陽氣後竭者其人死身

色必赤腋下溫心下熱也

陽主熱而色赤陰主寒而色青其人死也身色青則陰未離乎體故曰陰氣後竭身色赤腋下溫心下熱則陽未離乎體故曰陽氣後竭鍼經曰人有兩死而無兩生此之謂也

寸口脉浮大而醫反下之此為大逆浮則無血大則為寒寒氣相搏則為腸鳴醫乃不知而反飲冷水令汗大出水得寒氣冷必相搏其人即䭇

經云脉浮大應發汗若反下之為大逆浮大之脉邪在表也當發其汗若反下之是攻其正氣邪氣得以深入故為大逆浮則無血者下後亡血也大則為寒者邪氣獨在也寒邪因裏虛而入寒氣相搏乃為腸鳴醫見脉大以為有熱飲以冷水欲令水寒勝熱而作大汗裏先虛寒又得冷水水寒相搏使中焦之氣濇滯故令䭇也

趺陽脉浮浮則為虛浮虛相搏故令氣䭇言胃氣虛竭也脉滑則為噦此

為醫咎責虛取實守空迫血脉浮鼻中燥者必衄也趺陽脉浮為鶴脉滑為噦皆醫之咎責虛取實之過也內經曰陰在內陽之守也陽在外陰之使也發汗攻陽亡津液而陽氣不足者謂之守空經曰表氣微虛裏氣不守故使邪中于陰也陰不為陽守邪氣因得而入之內搏陰血陰失所守血乃妄行未知從何道而出若脉浮鼻燥者知血必從鼻中出也諸脉浮數當發熱而洒淅惡寒若有痛處飲食如常者畜積有膿也浮數之脉主邪在經當發熱而洒淅惡寒病人一身盡痛不欲飲食者傷寒也若雖發熱惡寒而痛偏着一處飲食如常者即非傷寒是邪氣鬱結于經絡之間血氣壅遏不通欲畜聚而成癰膿也脉浮而遲面熱赤而戰惕者六七日當汗出而解反發熱者差遲遲為無陽不能作汗其身必痒也脉浮面熱赤者邪氣外浮于表也脉遲戰惕者

本氣不足也六七日為邪傳經盡當汗出而解之時若當汗不汗反發熱者為裏虛津液不多不能作汗既不汗邪無從出是以差遲發熱為邪氣浮於皮膚必作身痒也經曰以其不能得小汗出故其身必痒也寸口脉陰陽俱緊者法當清邪中於上焦濁邪中於下焦清邪中上名曰潔也濁邪中下名曰渾也陰中於邪必內慄也表氣微虛裏氣不守故使邪中于陰也陽中於邪必發熱頭痛項強頸攣腰痛脛酸所謂陽中霧露之氣故曰清邪中上濁邪中下陰氣為慄足膝逆冷便溺妄出表氣微虛裏氣微急三焦相溷內外不通上焦拂鬱藏氣相熏口爛食斷也中焦不治胃氣上衝脾氣不轉胃中為濁榮衛不通血凝不流若衛氣前通者小便赤黃與熱相搏因熱作使遊於經絡出入藏府熱氣所過則為癰膿若陰氣前通者陽氣厥微陰無所使客氣內入嚏而出之聲嗢咽塞寒厥相逐為熱所擁血凝自下狀如豚肝陰陽俱厥脾氣孤弱五液注下下焦不闔清便下重令便數難臍築湫痛命將難全浮為陽沉為陰陽脉緊則霧露之氣中于上焦陰脉緊則寒邪中于下焦上焦者太陽也下焦者少陰也發熱頭痛項強頸攣腰疼脛酸者霧露之氣中于太陽之經也濁邪中下陰氣為慄足脛逆冷便溺妄出者寒邪中于少陰也因表氣微虛邪入而客之又裏氣不守邪乘裏弱遂中于陰陰虛遇邪內為懼慄致氣微急矣內經曰陽病者上行極而下陰病者下行

極而上此上焦之邪甚則下于中焦下焦之邪甚則上于中焦由是三焦溷亂也三焦主持諸氣三焦既相溷亂則內外之氣俱不得通膻中為陽氣之海氣因不得通于內外拂鬱于上焦而為熱與藏相熏口爛食斷內經曰膈熱不便上為口糜中焦為上下二焦之邪溷亂則不得平治中焦在胃之中中焦失治胃氣因上衝也脾坤也坤助胃氣磨消水穀脾氣不轉則胃中水穀不得磨消故胃中濁也金匱要畧曰穀氣不消胃中苦濁榮者水穀之精氣也衛者水穀之悍氣也氣不能布散致榮衛不通血凝不流衛氣者陽氣也榮血者陰氣也陽主為熱陰主為寒衛氣前通者陽氣先通而熱氣得行也內經曰膀胱者津液藏焉化則能出以小便赤黃知衛氣前通也熱氣與衛氣相搏而行出入藏府遊于經絡經絡客熱則血凝肉腐而為癰膿此見其熱氣得行若陰氣前通者則不然陽在外為陰之使因陽氣厥微陰無所使遂陰氣前通也內經曰陽氣者衛外而為固也陽氣厥微則不能衛外寒氣因而客之鼻者肺之候肺主聲寒氣內入者客于肺經則嚏而出之聲嗢咽塞寒

者，外邪也。厥者，內邪也。外內之邪合併，相逐為熱，則血凝不流，今為熱所擁，使血凝自下，如豚肝也。上焦陽氣厥，下焦陰氣厥，二氣俱厥，不相順接，則脾氣獨弱，不能行化氣血，滋養五藏，致五藏俱虛，而五液注下。鍼經曰：五藏不和，使液溢而下流于陰。闔，合也。清，圊也。下焦氣脫而不合，故數便而下重。臍為生氣之原，臍築湫痛，則生氣欲絕，故曰命將難全。脉陰陽俱緊者，口中氣出，唇口乾燥，踡臥足冷，鼻中涕出，舌上胎滑，勿妄治也。到七日已來，其人微發熱，手足溫者，此為欲解。或到八日已上，反大發熱者，此為難治。設使惡寒者，必欲嘔也。腹內痛者，必欲利也。脉陰陽俱緊，為表裏客寒。寒為陰，得陽則解。口中氣出，唇口乾燥者，陽氣漸復，正氣方溫也。雖爾，然而陰未盡散，踡臥足冷，鼻中涕出，舌上滑胎，知陰猶在也。方陰陽未分之時，不可妄治，以偏陰陽之氣。到七日已來，其人

微發熱，手足溫者，為陰氣已絕，陽氣得復，是為欲解。若過七日不解，到八日已上，反發大熱者，為陰極變熱，邪氣勝正，故云難治。陽脉緊者，寒邪發于上焦，上焦主外也。陰脉緊者，寒邪發于下焦，下焦主內也。設使惡寒者，上焦寒氣勝，是必欲嘔也。腹內痛者，下焦寒氣勝，是必欲利也。脉陰陽俱緊，至於吐利，其脉獨不解，緊去入安，此為欲解。若脉遲至六七日，不欲食，此為晚發，水停故也。為未解。食自可者，為欲解。脉陰陽俱緊，為寒氣甚于上下，至于吐利之後，緊脉不罷者，為其脉獨不解，緊去則入安，為欲解。若脉遲至六七日不欲食者，為吐利後，脾胃大虛。內經曰：飲入于胃，遊溢精氣，上輸于脾，脾氣散精，上歸于肺，通調水道，下輸膀胱，水精四布，五經並行。脾胃氣強，則能輸散水飲之氣，若脾胃氣虛，則水飲內停也。所謂晚發者，後來之疾也。若至六七日而欲食者，則脾胃已和，寒邪已散，故云欲解。病六七日，手足三部脉皆至，大煩而口噤不能言，其人躁擾者，必欲解也。煩，熱也。傳經之時，病人身大煩，口噤不能言，內作躁擾，則陰陽爭勝。若手足三部脉皆至，為正氣勝，邪氣微，陽氣復，寒氣散，必欲解也。若脉和，其人大煩，目重，瞼內際黃者，此為欲解也。脉經曰：病人兩目眥有黃色起者，其病方愈。病以脉為主，若目黃大煩，脉不和者，邪勝也，其病為進；目黃大煩，而脉和者，為正氣已和，故云欲解。脉浮而數，浮為風，數為虛，風為熱，虛為寒，風虛相搏，則洒淅惡寒也。內經曰：有者為實，無者為虛。氣并則無血，血并則無氣。風則傷衛，數則無血，浮數之脉，風邪并于衛，衛勝則榮虛也。衛為陽，風搏于衛，所以為熱。榮為陰，榮氣虛，所以為寒。風并于衛者，發熱、惡寒之證具矣。脉浮而滑，浮為陽，滑為實，陽實相搏，其脉數疾，衛氣失度。浮滑之脉數疾，發熱汗出者，此為

不治。浮為邪氣并于衛，而衛氣勝；滑為邪氣并于榮，而榮氣實。邪氣勝實，擁于榮衛，則榮衛行速，故脉數疾。一息六至曰數。平人脉一息四至，衛氣行六寸。今一息六至，則衛氣行九寸，計過平人之半，是脉數疾，知衛氣失其常度也。浮滑數疾之脉，發熱汗出而當解，若不解者，精氣脫也，必不可治。經曰：脉陰陽俱盛，大汗出，不解者死。傷寒欬逆上氣，其脉散者死。千金方云：以喘嗽為欬逆，上氣者肺病，散者心火刑于肺金也。內經曰：心之肺，謂之死陰。死陰之屬，不過三日而死。以形見其損傷故也。謂其形損故也。

平脉法第二

問曰：脉有三部，陰陽相乘。榮衛血氣，在人體躬。呼吸出入，上下於中，因息遊布，津液流通。隨時動作，効象形容。春弦秋浮，冬沉夏洪。察色觀脉，大小不

同一時之間變無經常尺寸參差或短或長上下乖錯或存或亡病輒改易進退低昂心迷意惑動失紀綱願為具陳令得分明師曰子之所問道之根源脉有三部尺寸及關（寸為上部關為中部尺為下部）榮衛流行不失衡銓（衡銓者稱也可以稱量輕重內經曰春應中規夏應中衡秋應中矩冬應中權榮行脉中衛行脉外榮衛與脉相隨上下應四時不失其常度）腎沉心洪肺浮肝弦此自經常不失銖分（腎北方水王于冬而脉沉心南方火王于夏而脉洪肺西方金王于秋而脉浮肝東方木王于春而脉弦此為經常銖分之不差也）出入升降漏刻周旋水下二刻一周循環（人身之脉計長一十六丈二尺一呼脉行三寸一吸脉行三寸一呼一吸為一息脉行六寸一日一夜漏水下百刻人一萬三千五百息脉行八百一十丈五十度周于身則一刻之中人一百三十五息脉行八丈一尺水下二刻人二百七十息脉行一十六丈二尺一周于身也脉經之行終而復始若循環之無端也）當復寸口虛實見焉（經脉之始從中焦注于手太陰寸口二百七十息脉行一周身復還至于寸口寸口為脉之經始故以診視虛實焉經曰虛實死生之要皆見于寸口之中）變化相乘陰陽相干風則浮虛寒則牢堅沉潛水畜支飲急弦動則為痛數則熱煩（風傷陽故脉浮虛寒傷陰故脉牢堅畜積于內者謂之水畜故脉沉潛支散于外者謂之支飲故脉急弦動則陰陽相搏相搏則痛生焉數為陽邪氣勝陽勝則熱煩焉）設有不應知變所緣三部不同病各異端（脉與病不相應者必緣傳變之所致三部以候五藏之氣隨部察其虛實焉）太過可怪不及亦然邪不空見中必有姦審察表裏三

焦別焉知其所舍消息診看料度府藏獨見若神為子條記傳與賢人（太過不及之脉皆有邪氣干於正氣審看在表在裏入府入藏隨其所舍而治之）師曰呼吸者脉之頭也（難經曰一呼脉行三寸一吸脉行三寸以脉隨呼吸而行故言脉之頭也）初持脉來疾去遲此出疾入遲名曰內虛外實也初持脉來遲去疾此出遲入疾名曰內實外虛也（外為陽內為陰內經曰來者為陽去者為陰是出以候外入以候內疾為有餘有餘則實遲為不足不足則虛來疾去遲者陽有餘而陰不足故曰內實外虛）問曰上工望而知之中工問而知之下工脉而知之願聞其說師曰病家人請云病人苦發熱身體疼病人自卧師到診其脉沉而遲者知其差也何以知之表有病者脉當浮大今脉反沉遲故知愈也（望以觀其形證問以知其所苦脉以別其表裏病苦發熱身疼邪在表也當卧不安而脉浮數今病人自卧而脉沉遲者表邪緩也是有裏脉而無表證則知表邪當愈也）假令病人云腹內卒痛病人自坐師到脉之浮而大者知其差也何以知之若裏有病者脉當沉而細今脉浮大故知愈也（腹痛者裏寒也痛甚則不能起而脉沉細今病人自坐而脉浮大者裏寒散也是有表脉而無裏證也則知裏邪當愈是望證問病切脉三者相參而得之可為十全之醫鍼經曰知一為上知二為神知三神且明矣）師曰病家人來請云病人發熱煩極明日師到病人向壁卧此熱已去也設令脉不和處言已愈（發熱煩極則不能靜卧今向壁靜卧知熱已去）設令

向壁臥，聞師到，不驚起而盻視，若三言三止，脉之嚥唾者，此詐病也。設令脉自和，處言此病大重，當須服吐下藥，鍼灸數十百處乃愈。（詐病者，非善人，以言恐之，使其畏懼則愈。醫者，意也，此其是歟。）師持脉，病人欠者，無病也。（鍼經曰：陽引而上，陰引而下，陰陽相引，故欠。陰陽不相引則病，陰陽相引則和，是欠者無病也。）脉之呻者，病也。（呻，為呻吟之聲，身有所苦則然也。）言遲者，風也。（風客于中，則經絡急，舌強難運用也。）搖頭言者，裏痛也。（裏有病，欲言則頭為之戰搖。）行遲者，表強也。（表強者，由筋絡引急而行步不利也。）坐而伏者，短氣也。（短氣者裏不和也，故坐而喜伏。）坐而下一脚者，腰痛也。（內經曰：腰者身之大關節也。腰痛為大關節不利，故坐不能正，下一脚以緩腰中之痛也。）裏實護腹，如懷卵物者，

心痛也。（心痛則不能伸仰，護腹以按其痛。）師曰：伏氣之病，以意候之，今月之內，欲有伏氣，假令舊有伏氣，當須脉之。若脉微弱者，當喉中痛似傷，非喉痺也。病人云：實咽中痛。雖爾，今復欲下利。（冬時感寒，伏藏于經中，不即發者，謂之伏氣。至春分之時，伏寒欲發，故云今月之內，欲有伏氣。假令伏氣已發，當須脉之，審在何經。得脉微弱者，知邪在少陰。少陰之脉，循喉嚨，寒氣客之，必發咽痛。腎司開闔，少陰治在下焦，寒邪內甚，則開闔不治，下焦不約，必成下利，故云雖爾咽痛，復欲下利。）問曰：人病恐怖者，其脉何狀？師曰：脉形如循絲纍纍然，其面白脫色也。（內經曰：血氣者，人之神。恐怖者，血氣不足，而神氣弱也。脉形似循絲纍纍然，面白脫色者，鍼經曰：血奪者，色夭然不澤，其脉空虛，是知恐怖為血氣不足。）問曰：人不飲，其脉何類？師曰：

脉自濇，唇口乾燥也。（濇為陰，雖主亡津液，而唇口乾燥，以陰為主內，故不飲也。）問曰：人愧者，其脉何類？師曰：脉浮而面色乍白乍赤。（愧者，羞也。愧則神氣怯弱，故脉浮而面色變改不常也。）問曰：經說脉有三菽六菽重者，何謂也？師曰：脉者，人以指按之，如三菽之重者，肺氣也；如六菽之重者，心氣也；如九菽之重者，脾氣也；如十二菽之重者，肝氣也；按之至骨者，腎氣也。（菽，豆也。難經曰：如三菽之重，與皮毛相得者，肺部也；如六菽之重，與血脉相得者，心部也；如九菽之重，與肌肉相得者，脾部也；如十二菽之重，與筋平者，肝部也；按之至骨，舉指來疾者，腎部也。各隨所主之分，以候藏氣。）假令下利，寸口、關上、尺中悉不見脉，然尺中時一小見，脉再舉頭者，腎氣也。

若見損脉來至，為難治。（脉經曰：冷氣在胃中，故令脉不通。下利不見脉，則冷氣客于脾胃。今尺中時一小見，為脾虛腎氣所乘。脉再舉頭者，脾為腎所乘也。若尺中之脉更或減損，為腎氣亦衰，脾復勝之，鬼賊相刑，故云難治。是脾勝不應時也。）問曰：脉有相乘，有縱有橫，有逆有順，何也？師曰：水行乘火，金行乘木，名曰縱；火行乘水，木行乘金，名曰橫；水行乘金，火行乘木，名曰逆；金行乘水，木行乘火，名曰順也。（金勝木，水勝火，縱者，言縱任其氣，乘其所勝；橫者，言其氣橫逆，反乘所不勝也。縱橫，與恣縱恣橫之義通。水為金子，火為木子，子行乘母，其氣逆也；母行乘子，其氣順也。）問曰：脉有殘賊，何謂也？師曰：脉有弦、緊、浮、滑、沉、濇，此六者名曰殘賊，能為諸脉作病也。（為人病者，名曰入邪。風寒暑濕，傷于外也；飢飽勞逸，傷于內也。）

經脉者。榮衛也。榮衛者。陰陽也。其為諸經脉作病者。必由風寒暑濕傷于榮衛。客于陰陽之中。風則脉弦。寒則脉緊。中暑則脉滑。中濕則脉濇。傷于陰則脉沉。傷于陽則脉浮。所以謂之殘賊者。傷良曰殘。害良曰賊。以能傷害正氣也。問曰。脉有災怪。何謂也。師曰。假令人病。脉得太陽。與形證相應。因為作湯。比還送湯如食頃。病人乃大吐。若下利。腹中痛。師曰。我前來不見此證。今乃變異。是名災怪。又問曰。何緣作此吐利。荅曰。或有舊時服藥。今乃發作。故名災怪耳。醫以脉證與藥相對。而反變異。為其災可怪。故名災怪。問曰。東方肝脉。其形何似。師曰。肝者木也。名厥陰。其脉微弦濡弱而長。是肝脉也。肝病自得濡弱者愈也。難經曰。春脉弦者。肝東方木也。萬物始生。未有枝葉。故脉来濡弱而長。故曰弦。是肝之平脉。肝病得此脉者。為肝氣已和也。假令得純弦脉者死。何以知之。以其脉如弦直。是肝藏傷。故知死也。純弦者。為如弦直而不軟。是中無胃氣。為真藏之脉。内經曰。死肝脉來急益勁。如新張弓弦。南方心脉。其形何似。師曰。心者火也。名少陰。其脉洪大而長。是心脉也。心病自得洪大者愈也。心王于夏。夏則陽外勝。氣血淖溢。故其脉来洪大而長也。假令脉來微去大。故名反。病在裏也。脉來頭小本大者。故名覆。病在表也。上微頭小者。則汗出。下微本大者。則為關格不通。不得尿。頭無汗者可治。有汗者死。心脉來盛去衰為平。來微去大。是反本脉。内經曰。大則邪至。小則平。微為正氣。大為邪氣。來以候表。來微則知表和。去以候裏。去大則知裏病。内經曰。心脉來不盛。去反盛。此為不及。病在中。頭小本大者。即前小後大也。小為正氣。大為邪氣。則邪氣先在裏。今復還于表。故名曰覆。不云去而止云來者。是知在表。脉經曰。在上為表。在下為裏。汗者心之液。上微為浮之而微。頭小為前小。則表中氣虛。故主汗出。下微沉之而微。本大為後大。沉則在裏。大則病進。内經曰。心為牡藏。小腸為之使。今邪甚下行。格閉小腸。使正氣不通。故不得尿。名曰關格。脉經曰。陽氣上出。汗見于頭。今關格正氣不通。加之頭有汗者。則陽氣不得下通而上脫也。其無汗者。雖作關格。然陽氣未衰。而猶可治。西方肺脉。其形何似。師曰。肺者金也。名太陰。其脉毛浮也。肺病自得此脉。若得緩遲者皆愈。若得數者則劇。何以知之。數者南方火。火尅西方金。法當癰腫。為難治也。輕虛浮曰毛。肺之平脉也。緩遲者。脾之脉。脾為肺之母。以子母相生。故云皆愈。數者。心之脉。火尅金。為鬼賊相刑。故劇。肺主皮毛。數則為熱。熱客皮膚。留而不去。則為癰瘍。經曰。數脉不時。則生惡瘡。

問曰。二月得毛浮脉。何以處言至秋當死。師曰。二月之時。脉當濡弱。反得毛浮者。故知至秋死。二月肝用事。肝脉屬木。應濡弱。反得毛浮者。是肺脉也。肺屬金。金來尅木。故知至秋死。他皆倣此。當春時反見秋脉。為金氣乘木。肺來尅肝。奪王脉而見。至秋肺王。肝氣則絶。故知至秋死也。師曰。脉肥人責浮。瘦人責沉。肥人當沉。今反浮。瘦人當浮。今反沉。故責之。肥人肌膚厚。其脉當沉。瘦人肌膚薄。其脉當浮。今肥人脉反浮。瘦人脉反沉。必有邪氣相干。使脉反常。故當責之。師曰。寸脉下不至關。為陽絶。尺脉上不至關。為陰絶。此皆不治。決死也。若計其餘命死生之期期以月節尅之也。脉經曰陽生于寸動于尺陰生于尺動于寸寸脉下不至關者則陽絕不能下應于尺也尺脉上不至關者為陰絕不能上應于寸也內經曰陰陽離鈌精氣乃絕此陰陽偏絕故皆決死期以月節尅之者謂如陽絕死于春夏陰絕死于秋冬。師曰脉病人不病名曰行尸以無王氣卒眩仆不識人者短命則死人病脉不病名曰內虛以無穀神雖困無苦。脉者人之根本也脉病人不病為根本內絕形雖且強卒然氣脫則眩運僵仆而死不曰行尸而何人病脉不病則根本內固形雖且羸止內虛爾穀神者穀氣也穀氣既足自然安矣內經曰形氣有餘脉氣不足死脉氣有餘形氣不足生。問曰翕奄沉名曰滑何謂也沉為純陰翕為正陽陰陽和合故令脉滑關尺自平陽明脉微沉食飲自可少陰脉微滑滑者緊之浮名也此為陰實其人必股內汗出陰下濕也。脉來大而盛聚而沉謂之翕奄沉正如轉珠之狀也沉為藏氣故曰純陰翕為府氣故曰正陽滑者陰陽氣不為偏勝也關尺自平陽明脉微沉者當陽部見陰脉則陰偏勝而陽不足也陽明胃脉胃中陰多故食飲自可少陰脉微滑者當陰部見陽脉則陽偏勝而陰不足也以陽湊陰分故曰陰實股與陰少陰之部也今陽熱湊陰必熏發津液泄達于外股內汗出而陰下濕也。問曰曾為人所難緊脉從何而來師曰假令亡汗若吐以肺裏寒故令脉緊也假令欬者坐飲冷水故令脉緊也假令下利以胃中虛冷故令脉緊也。金匱要畧曰寒令脉急經曰諸緊為寒。寸口衛氣盛名曰高。高者暴狂而肥內經曰陰不勝其陽則脉流薄疾并乃狂衛為陽氣衛盛而暴狂者陰不勝陽

仲景全書 論一 十一

也鍼經曰衛氣者所以溫分肉充皮毛肥腠理司開闔者也衛氣盛為肥者氣盛于外也。榮氣盛名曰章。章者暴澤而光榮者血也榮華于身者也榮盛故身暴光澤也。高章相搏名曰綱。綱者身筋急脉直榮衛俱盛則筋絡滿急。衛氣弱名曰惵。惵者心中氣動迫怯衛出上焦弱則上虛而心中氣動迫怯也。榮氣弱名曰卑。卑者心中常自羞愧鍼經曰血者神氣也血弱則神弱故常自羞愧。惵卑相搏名曰損。損者五藏六府之虛慄也衛以護陽榮以養陰榮衛俱虛則五藏六府失于滋養致俱乏氣虛慄也。衛氣和名曰緩。緩者四肢不能自收衛氣獨和不與榮氣相諧則榮病內經曰肝受血而能視足受血而能步掌受血而能握指受血而能攝四肢不收由榮血病不能灌養故也。榮氣和名曰遲。遲者身體重但欲眠也榮氣獨和不與衛氣相諧則衛病身體重而眠欲眠者衛病而氣不敷布也。遲緩相搏名曰沉。沉者腰中直腹內急痛但欲卧不欲行榮氣獨和于內衛氣獨和于外榮衛不相和諧相搏而為病腰中直者衛不利于外也腹內痛者榮不和于內也但欲卧不欲行者榮衛不營也。寸口脉緩而遲緩則陽氣長其色鮮其顏光其聲商毛髮長遲則陰氣盛骨髓生血滿肌肉緊薄鮮鞕陰陽相抱榮衛俱行剛柔相搏名曰強也。緩為胃脉胃合衛氣衛溫分肉充皮毛肥腠理司開闔衛和氣舒則顏色光潤聲清毛澤矣遲為脾脉脾合榮氣榮養骨髓實肌肉濡筋絡利關節榮和血滿則骨正髓生肌肉緊硬矣陰陽調和二氣相抱而不相戾榮衛流通剛柔相得是為強壯。趺陽脉滑而緊滑者胃氣實緊者脾氣強持實擊強痛還自傷以手把刃坐作瘡也。趺陽之脉以候脾胃滑則穀氣實是為胃實緊則陰氣勝是為脾強以脾胃一實一強而相搏擊故令痛也若一強一弱相搏則不能作痛此脾胃兩各

仲景全書 論一 十二

強實相擊，府藏自傷而痛，譬若以手把刃而成瘡，豈非自貽其害乎。寸口脈浮而大，浮為虛，大為實，在尺為關，在寸為格，關則不得小便，格則吐逆。經曰：浮為虛。內經曰：大則病進。浮則為正氣虛，大則為邪氣實。在尺則邪氣關閉下焦，裏氣不得下通，故不得小便；在寸則邪氣格拒上焦，使食不得入，故吐逆。趺陽脈伏而濇，伏則吐逆，水穀不化，濇則食不得入，名曰關格。伏則胃氣伏而不宣，中焦關格，正氣壅塞，故吐逆而水穀不化；濇則脾氣濇而不布，邪氣拒于上焦，故食不得入。脈浮而大，浮為風虛，大為氣強，風氣相搏，必成癮疹，身體為痒，痒者名泄風，久久為痂癩。痂癩者，眉少髮稀，身有乾瘡而腥臭。內經曰：脈風成為癘。寸口脈弱而遲，弱者衛氣微，遲者榮中寒，榮為血，血寒則發熱；衛

為氣，氣微者心內飢，飢而虛滿，不能食也。衛為陽，榮為陰。弱者衛氣微，陽氣不足也；遲者榮中寒，經中客邪也。榮客寒邪，搏而發熱也。陽氣內微，心內雖飢，飢而虛滿，不能食也。趺陽脈大而緊者，當即下利，為難治。大為虛，緊為寒，胃中虛寒，當即下利。下利脈當微小，反緊者，邪勝也，故云難治。經曰：下利脈大者，為未止。寸口脈弱而緩，弱者陽氣不足，緩者胃氣有餘，噫而吞酸，食卒不下，氣填於膈上也。弱者陽氣不足，陽能消穀，陽氣不足，則不能消化穀食；緩者胃氣有餘，則胃中有未消穀物也，故使噫而吞酸，食卒不下，氣填于膈上也。金匱要畧曰：中焦未和，不能消穀，故令噫。趺陽脈緊而浮，浮為氣，緊為寒，浮為腹滿，緊為絞痛，浮緊相搏，腸鳴而轉，轉即氣動，膈氣乃下。少陰脈不出，其陰腫大而虛也。

浮為胃氣虛，緊為脾中寒，胃虛則滿，脾寒則痛，虛寒相搏，腸鳴而轉，轉則膈中之氣因而下泄也。若少陰脈不出，則虛寒之氣至于下焦，結于少陰而聚于陰器，不得發泄，使陰腫大而虛也。寸口脈微而濇，微者衛氣不行，濇者榮氣不逮，榮衛不能相將，三焦無所仰，身體痺不仁，榮氣不足則煩疼，口難言，衛氣虛則惡寒，數欠，三焦不歸其部，上焦不歸者，噫而酢吞；中焦不歸者，不能消穀引食；下焦不歸者，則遺溲。人養三焦者，血也；護三焦者，氣也。榮衛俱損，不能相將，而行三焦，無所依仰，身體為之頑痺而不仁。內經曰：榮氣虛則不仁。鍼經曰：衛氣不行，則為不仁。榮為血，血不足則煩疼；榮屬心，心弱心虛則口難言。衛為陽，陽微則惡寒；衛為氣，氣虛則數欠。三焦因榮衛不足，無所依仰，其氣不能歸其部。金匱要畧曰：上焦竭，善噫。上焦受中焦氣，中焦未和，不能消穀，

故令噫耳。下焦竭，即遺溺失便。以上焦在膈上，物未化之分也。不歸者，不至也。上焦之氣不至其部，則物未能傳化，故噫而酢吞。中焦在胃之中，主腐熟水穀，水穀化則思食；中焦之食不歸其部，則水穀不化，故云不能消穀引食。下焦在膀胱上口，主分別清濁；溲，小便也。下焦不歸其部，不能約制溲便，故遺溲。趺陽脈沉而數，沉為實，數消穀，緊者病難治。沉為實者，沉主裏也；數消穀者，數為熱也。緊為肝脈，見于脾部，木來尅土，為鬼賊相刑，故云難治。寸口脈微而濇，微者衛氣衰，濇者榮氣不足，衛氣衰，面色黃；榮氣不足，面色青。榮為根，衛為葉，榮衛俱微，則根葉枯槁，而寒慄欬逆，唾腥吐涎沫也。衛為氣，面色黃者，衛氣衰也；榮為血，面色青者，榮血衰也。榮行脈中為根，衛行脈外為葉。榮為陰，衛為陽，榮為根，衛為葉，根葉俱微，則陰陽之氣內衰，致生寒慄而欬逆唾腥吐涎沫也。趺陽脈浮

而芤浮者衛氣衰芤者榮氣傷其身體瘦肌肉甲錯浮芤相搏宗氣衰微四屬斷絕經曰衛氣盛名曰高高者暴狂而肥榮氣盛名曰章章者暴澤而光其身體瘦而不肥者衛氣衰也肌肉甲錯而不澤者榮氣傷也宗氣者三焦歸氣也四屬者皮肉脂髓也榮衛衰傷則宗氣亦微四屬失所滋養致斷絕矣寸口脉微而緩微者衛氣踈踈則其膚空緩者胃氣實實則穀消而水化也穀入於胃脉道乃行水入於經其血乃成榮盛則其膚必踈三焦絕經名曰血崩衛為陽微為亡陽脉微者衛氣踈衛溫分肉肥腠理衛氣既踈皮膚不得溫肥則空虛也經曰緩者胃氣有餘有餘為實故云緩者胃氣實內經曰食入于胃淫精于脉是穀入於胃脉道乃行也鍼經曰飲而液滲于絡合和于血是水入于經其血乃成也胃中穀消水化而為血氣今衛踈

榮盛是榮氣強而衛氣弱也衛氣弱者外則不能固密皮膚而氣為之踈內則不能衛護其血而血為之崩經常也三焦者氣之道路衛氣踈則氣不循常度三焦絕其常度也趺陽脉微而緊緊則為寒微則為虛微緊相搏則為短氣中氣虛且寒氣自短矣少陰脉弱而濇弱者微煩濇者厥逆煩者熱也少陰脉弱者陰虛也陰虛則發熱以陰部見陽脉非大虛也故生微煩厥逆者四肢冷也經曰陰陽不相順接便為厥厥者手足厥冷是也少陰脉濇者陰氣濇不能與陽相順相接故厥逆也趺陽脉不出脾不上下身冷膚鞕脾胃為榮衛之根脾能上下則水穀磨消榮衛之氣得以行脾氣虛衰不能上下則榮衛之氣不得通營于外故趺陽脉不出身冷者衛氣不溫也膚鞕者榮血不濡也少陰脉不至腎氣微少精血奔氣促迫上入胷膈宗氣反聚血結心下陽氣退下熱歸陰股與陰相動令身不仁此為尸厥當刺期門巨闕尸厥者為其從厥而生形無所知其狀若尸故名尸厥少陰脉不出則厥氣客於腎而腎氣微少精血厥氣上奔填塞胷膈壅遏正氣使宗氣反聚而血結心下鍼經曰五穀入於胃其糟粕津液宗氣分為三遂宗氣積于胷中出于喉嚨以貫心肺而行呼吸又曰營氣者泌其津液注之於脉化而為血以營四末今厥氣太甚宗氣反聚而不行則絕其呼吸血結心下而不流則四體不仁陽氣為厥氣所壅不能宣發退下至陰股間與陰相動仁者柔也不仁者言不柔和也為寒熱痛痒俱不覺知者也陽氣外不為使內不得通榮衛俱不能行身體不仁狀若尸也內經曰厥氣上行滿脉去形刺期門者以通心下結血刺巨闕者以行胷中宗氣血氣流通厥氣退則甦矣寸口脉微尺脉緊其人虛損多汗知陰常在絕不見陽也寸微為亡陽尺緊為陰勝陽微陰勝故云虛損又加之多汗則愈損陽氣是陰常在而絕不見

陽也寸口諸微亡陽諸濡亡血諸弱發熱諸緊為寒諸乘寒者則為厥鬱冒不仁以胃無穀氣脾濇不通口急不能言戰而慄也衛陽也微為衛氣微故云亡陽榮血也濡為榮氣弱故云亡血弱為陰虛虛則發熱緊為陰勝故為寒諸乘寒者則陰陽俱虛而為寒邪乘之也寒乘氣虛抑伏陽氣不得宣發遂成厥也鬱冒為昏冒不知人也不仁為強直而無覺也為尸厥焉以胃無穀氣致脾濇不通於上下故使口急不能言戰者寒在表也慄者寒在裏也問曰濡弱何以反適十一頭師曰五藏六府相乘故令十一濡弱者氣血也往反有十一頭者五藏六府共有十一也問曰何以知乘府何以知乘藏師曰諸陽浮數為乘府諸陰遲濇為乘藏也府陽也陽脉見者為乘府也藏陰也陰脉見者為乘藏也

釋音

見音現下同 譫職廉切病人寐而自語也 劇竭戟切甚也 鞕音硬下同 灑淅上所下切下音析寒驚貌 惡烏路切 呴香句切噓氣往來也 濡汝朱切潤也 闔音合 躁子到切動也 譪於蓋切 瞥匹滅切 縈於營切 駃音快疾貌 痞音備 而濡音軟柔也 轉索上株戀反下蘇各反 濈阻立切汗出和也 趺音夫 腐音府爛也 燥蘇到切乾也 噫乙界切 爍式灼切 溲所留切溺也 漐直立切 俠音協又音夾 黧力支切色黑而黃也 餲音噎義同 噦於月切逆氣也 衄女六切 慄音栗懼貌 邪中音衆 溷胡困切濁亂也 怫鬱上音弗下音熨 癰於容切 嗢乙骨切嗢咽也 豚徒渾切 盍音合 圊七情切廁也 湫子由切又子小切 齗魚斤切 麋音眉 悍胡旦切 眥靜計切 參差上初簪切下楚宜切 銓七全切 銖音殊 滀音畜水聚也 其差楚懈切 呻音申 卵盧管切 嚨力公切喉嚨也 菽音叔豆也 勁居正切健也 淖奴教切 覆芳救切 牝藏上毗忍切下才浪切陰藏也 瘍以章切 僵仆上音薑下音副 翕奄上音吸下音掩 見陽音現 股音古脾也 惵徒頰切動懼貌 諧音鞋和也 疢音利 痂癩上音加下力代切 噫烏介切 酢音醋 冐音帽昬冐也 芤苦候切

註解傷寒論卷第一

註解傷寒論卷第二　　仲景全書第十二

漢　長沙守　張仲景　述

晉　太醫令　王叔和　撰次

宋　聊攝人　成無巳　註解

明　虞山人　趙開美　校句

傷寒例第三

陰陽大論云。春氣温和。夏氣暑熱。秋氣清涼。冬氣冷洌。此則四時正氣之序也。春夏為陽。春温夏熱者。陽之動。始于温。盛於暑故也。秋冬為陰。秋涼而冬寒者。以陰之動。始于清。盛于寒故也。冬時嚴寒。萬類深藏。君子固密。則不傷於寒。觸冒之者。乃名傷寒耳。冬三月純陰用事。陽乃伏藏。水冰地坼。寒氣嚴凝。當是之時。善攝生者。出處固密。去寒就温。則不傷于寒。其涉寒冷。觸冒霜雪為病者。謂之傷寒也。其傷於四時之氣。皆能為病。春風夏暑秋濕冬寒。謂之四時之氣。以傷寒為毒者。以其最成殺厲之氣也。熱為陽。陽主生。寒為陰。陰主殺。陰寒為病。最為肅殺毒厲之氣。中而即病者。名曰傷寒。不即病者。寒毒藏於肌膚。至春變為温病。至夏變為暑病。暑病者。熱極重於温也。內經曰。先夏至日為温病。後夏至日為暑病。温暑之病。本傷于寒而得之。故太醫均謂之傷寒也。是以辛苦之人。春夏多温熱病。皆由冬時觸寒所致。非時行之氣也。凡時行者。春時應暖而復大寒。夏時應大熱而反大涼。秋時應涼而反大熱。冬時應寒而反大溫，此非其時而有其氣。是以一歲之中，長幼之病多相似者，此則時行之氣也。四時氣候不正為病，謂之時行之氣。時氣所行為病，非暴厲之氣，感受必同，是以一歲之中，長幼之病多相似也。

夫欲候知四時正氣為病及時行疫氣之法，皆當按斗曆占之。四時正氣者，春風、夏暑、秋濕、冬寒是也。時行者，時行之氣是也。溫者，冬時感寒，至春發者是也。疫者，暴厲之氣是也。占前斗建，審其時候之寒溫，察其邪氣之輕重而治之，故下文曰。九月霜降節後，宜漸寒，向冬大寒，至正月雨水節後，宜解也。所以謂之雨水者，以冰雪解而為雨水故也。至驚蟄二月節後，氣漸和暖，向夏大熱，至秋便涼。冬寒、春溫、夏熱、秋涼，為四時之正氣也。從霜降以後，至春

分以前，凡有觸冒霜露，體中寒即病者，謂之傷寒也。九月十月，寒氣尚微，為病則輕。十一月十二月，寒冽已嚴，為病則重。正月二月，寒漸將解，為病亦輕。此以冬時不調，適有傷寒之人，即為病也。此為四時正氣中而即病者也。其冬有非節之暖者，名曰冬溫。冬溫之毒，與傷寒大異，冬溫復有先後，更相重沓，亦有輕重，為治不同，證如後章。此為時行之氣，前云冬時應寒而反大溫者是也。

從立春節後，其中無暴大寒，又不冰雪，而有人壯熱為病者，此屬春時陽氣發於冬時伏寒，變為溫病。此為溫病也。內經曰：冬傷于寒，春必病溫。從春分以後至秋分節前，天有暴寒者，皆為時行寒疫也。三月四月，或有暴寒，其時陽氣尚弱，為寒所折，病熱猶輕；五月六月，陽氣已盛，為寒所折，病熱則重；七月八月，陽氣已衰，為寒所折，病熱亦微。其病與溫及暑病相似，但治有殊耳。此為疫氣也。是數者，以明前斗曆之法，占其隨時氣候，發病寒熱輕重不同耳。

十五日得一氣，於四時之中，一時有六氣，四六名為二十四氣也。節氣十二，中氣十二，共二十四。內經曰：五日謂之候，三候謂之氣，六氣謂之時，四時謂之歲。然氣候亦有應至而不至，或有未應至而至者，或有至而不去者，或有至而太過者，皆成病氣也。疑脫或有至而不去句。今補。按金匱要畧曰：有未至而至，有至而不至，有至而不去，有至而太過，何故也？師曰：冬至之後，甲子夜半少陽起，少陰之時，陽始生，天得溫和。以未得甲子，天因溫和，此為未至而至也。以得甲子

而天未溫和，此為至而不至。以得甲子，而天大寒不解，此為至而不去也。以得甲子，而天溫如盛夏五六月時，此為至而太過也。內經曰：至而和則平，至而甚則病，至而反者病，至而不至者病，未至而至者病。即是觀之，脫漏明矣。但天地動靜，陰陽鼓擊者，各正一氣耳。內經曰：陰陽者，天地之道。清陽為天，動而不息；濁陰為地，靜而不移。天地陰陽之氣，鼓擊而生春夏秋冬、寒熱溫涼，各正一氣也。是以彼春之暖，為夏之暑；彼秋之忿，為冬之怒。春暖為夏暑，從生而至長也；秋忿為冬怒，從肅而至殺也。是故冬至之後，一陽爻升，一陰爻降也；夏至之後，一陽氣下，一陰氣上也。十月六爻皆陰，坤卦為用，陰極陽來，陽生于子。冬至之後，一陽爻升，一陰爻降，於卦為復，言陽氣得復也。四月六爻皆陽，乾卦為用，陽極陰來，陰生于午。夏至之後，一陽氣下，一陰氣上，于卦為姤，言陰得遇陽也。內經曰：冬至四十五日，陽氣微上，陰氣微下；夏至四

（十五日陰氣微上陽氣微下）斯則冬夏二至陰陽合也春秋二分陰陽離也（陽生于子陰生于午是陰陽相接故曰合陽退于酉陰退于卯是陰陽相背故曰離內經曰氣至之謂至氣分之謂分至則氣同分則氣異）陰陽交易人變病焉（天地陰陽之氣既交錯而不正人所以變病內經曰陰陽相錯而變由生也）此君子春夏養陽秋冬養陰順天地之剛柔也（內經曰養生者必順于時春夏養陽以涼以寒秋冬養陰以溫以熱所以然者從其根故也）小人觸冒必嬰暴疹須知毒烈之氣留在何經而發何病詳而取之（不能順四時調養觸冒寒溫者必成暴病醫者當在意審詳而治之）是以春傷於風夏必飧泄夏傷於暑秋必病瘧秋傷於濕冬必咳嗽冬傷於寒春必病溫此必然之道可不審明之（當春之時風氣大行春傷于風風氣通于肝肝以春適王風雖入之不能即發至夏肝衰然後始動風淫末疾則當發于四肢夏以陽氣外盛風不能外發故攻內而為飧泄飧泄者下利米穀不化而色黃當秋之時濕氣大行秋傷於濕濕則下於肺肺以秋適王濕雖入之不能即發至冬肺衰然後濕始動也雨淫腹疾則當發為下利冬以陽氣內固濕氣不能下行故上逆而為咳嗽當夏之時暑氣大行夏傷于暑夏以陰為主內暑雖入之勢未能動及秋陰出而陽為內主然後暑動搏陰而為痎瘧痎者二日一發瘧者一日一發當冬之時寒氣大行冬傷於寒冬以陽為主內寒雖入之勢未能動及春陽出而陰為內主然後寒動搏陽而為溫病是感冒四時正氣為病必然之道）傷寒之病逐日淺深以施方治（內經曰未滿三日者可汗而已其滿三日者可泄而已）今世人傷寒或始不早治或治不對病或日數乆淹困乃告醫醫人又不依次第而治之則不中病皆宜臨時消息制方無不効也今捜採仲景舊論録其證候診脉聲色對病真方有神驗者擬防世急也（仲景之書逮今千年而顯用于世者王叔和之力也）又土地溫涼高下不同物性剛柔飡居亦異是黃帝興四方之問岐伯舉四治之能以訓後賢開其未悟者臨病之工宜須兩審也（東方地氣溫南方地氣熱西方地氣涼北方地氣寒西北方高東南方下是土地溫涼高下不同也東方安居食魚西方陵居華食南方濕處而嗜酸北方野處而食乳是飡居之異也東方治宜砭石西方治宜毒藥南方治宜微鍼北方治宜灸焫是四方醫治不同也醫之治病當審其土地所宜）凡傷於寒則為病熱熱雖甚不死（內經曰風寒客于人使人毫毛畢直皮膚閉而為熱是傷寒為病熱也鍼經曰多熱者易已多寒者難已是熱雖甚不死）若兩感於寒而病者必死（表裏俱病者謂之兩感）尺寸俱浮者太陽受病也當一二日發以其脉上連風府故頭項痛腰脊強（太陽為三陽之長其氣浮于外故尺寸俱浮是邪氣初入皮膚外在表也當一二日發風府穴名也項中央太陽之脉從巔入絡腦還出別下項是以上連風府其經循肩髆內俠脊抵腰中故病頭項痛腰脊強）尺寸俱長者陽明受病也當二三日發以其脉俠鼻絡於目故身熱目疼鼻乾不得卧（陽明血氣俱多尺寸俱長者邪併陽明而血氣淖溢也太陽受邪不已傳于陽明是當二三日發其脉俠鼻者陽明脉起於鼻交頞中絡於目陽明之脉正上頗頞還出繫目系身熱者陽明主身之肌肉鍼經曰陽明氣盛則身以前皆熱目疼鼻乾者經中客邪也不得卧者胃氣逆不得從其道也內經曰胃不和則卧不安）尺寸俱

弦者少陽受病也當三四日發以其脈循脇絡於耳故胷脇痛而耳聾內經曰陽中之少陽通于春氣春脈弦尺寸俱弦者知少陽受邪也二三日陽明之邪不已傳于少陽是當三四日發胷脇痛而耳聾者經壅而不利也此三經皆受病未入于府者可汗而已三陽受邪為病在表法當汗解然三陽亦有便入府者入府則宜下故云未入于府者可汗而已尺寸俱沉細者太陰受病也當四五日發以其脈布胃中絡於嗌故腹滿而嗌乾陽極則陰受之邪傳三陽既遍次乃傳于陰經在陽為在表在陰為在裏邪在表則見陽脈邪在裏則見陰脈陽邪傳陰邪氣內陷故太陰受病而脈尺寸俱沉細也自三陽傳于太陰是當四五日發也邪入于陰則漸成熱腹滿而嗌乾者脾經壅而成熱也尺寸俱沉者少陰受病也當五六日發以其脈貫腎

絡於肺繫舌本故口燥舌乾而渴少陰腎水也性趨下少陰受病脈尺寸俱沉也四五日太陰之邪不已至五六日則傳于少陰也是少陰病當五六日發人傷于寒則為病熱謂始為寒而終成熱也少陰為病口燥舌乾而渴邪傳入裏熱氣漸深也尺寸俱微緩者厥陰受病也當六七日發以其脈循陰器絡於肝故煩滿而囊縮緩者風脈也厥陰脈微緩者邪傳厥陰熱氣已劇近于風也當六七日發以少陰邪傳于厥陰煩滿而囊縮者熱氣聚于內也此三經皆受病已入於府可下而已三陰受邪為病在裏於法當下然三陰亦有在經者在經則宜汗故云已入于府者可下而已經曰臨病之工宜須兩審若兩感於寒者一日太陽受之即與少陰俱病則頭痛口乾煩滿而渴二日陽明受之即與太陰俱病則腹滿身熱

不欲食讝語三日少陽受之即與厥陰俱病則耳聾囊縮而厥水漿不入不知人者六日死若三陰三陽五藏六府皆受病則榮衛不行府藏不通則死矣陰陽俱病表裏俱傷者為兩感以其陰陽兩感病則兩證俱見至于傳經則亦陰陽兩經俱傳也始得一日頭痛者太陽口乾煩滿而渴者少陰至二日則太陽傳于陽明而少陰亦傳于太陰身熱讝語者陽明腹滿不欲食者太陰至三日陽明傳于少陽而太陰又傳于厥陰耳聾者少陽囊縮而厥者厥陰水漿不入不知人者胃氣不通也內經曰五藏已傷六府不通榮衛不行如是之後三日乃死何也岐伯曰陽明者十二經脈之長也其血氣盛故云不知人三日其氣乃盡故死矣謂三日六經俱病榮衛之氣不得行于內外府藏之氣不得通于上下至六日府藏之氣俱盡榮衛之氣俱絕則死矣其不兩感於寒更不傳經不加異氣者

至七日太陽病衰頭痛少愈也八日陽明病衰身熱少歇也九日少陽病衰耳聾微聞也十日太陰病衰腹減如故則思飲食十一日少陰病衰渴止舌乾已而嚏也十二日厥陰病衰囊縱少腹微下大氣皆去病人精神爽慧也六日傳遍三陰三陽之氣皆和大邪之氣皆去病人精神爽慧也若過十三日以上不間尺寸陷者大危間者瘳也十二日傳經盡則當瘳愈若過十三日已上不瘳尺寸之脈沉陷者即正氣內衰邪氣獨勝故云大危若更感異氣變為他病者當依舊壞證病而治之若脈陰陽俱盛重感於寒者變為溫瘧異氣者為先病未已又感別異之氣也兩邪相合變為他病脈陰陽俱盛者傷寒之脈也難經曰傷

寒之脉陰陽俱盛而緊濇經曰脉盛身寒得之傷寒則為前病熱未已再感于寒寒熱相傳變為溫瘧陽脉浮滑陰脉濡弱者更遇於風變為風溫此前熱未歇又感于風者也難經曰中風之脉陽浮而滑陰濡而弱風來乘熱故變風溫陽脉洪數陰脉實大者遇溫熱變為溫毒溫毒為病最重也此前熱未已又感溫熱者也陽主表陰主裏洪數實大皆熱也兩熱相合變為溫毒以其表裏俱熱故為病最重陽脉濡弱陰脉弦緊者更遇溫氣變為溫疫此前熱未已又感溫氣者也溫熱相合變為溫疫以此冬傷於寒發為溫病脉之變證方治如說凡人有疾不時即治隱忍冀差以成痼疾凡覺不佳急須求治苟延時日則邪氣入深難可復制千金曰凡有少苦似不如平常即須早道若隱忍不治冀望自差須臾之間以成痼疾此之謂也小

兒女子益以滋甚小兒氣血未全女子血室多病凡所受邪易于滋蔓時氣不和便當早言尋其邪由及在腠理以時治之罕有不愈者腠理者津液腠泄之所文理縫會之中也金匱要畧曰腠者是三焦通會元真之處為血氣所注理者是皮膚藏府之文理也邪客于皮膚則邪氣浮淺易為散發若以時治之罕有不愈者矣金匱玉函曰主候常存形色未病未入腠理針藥及時服將調節委以良醫病無不愈患人忍之數日乃說邪氣入藏則難可制此為家有患備慮之要邪在皮膚則外屬陽而易治邪傳入裏則內屬陰而難治內經曰善治者治皮毛其次治肌膚其次治筋脉其次治六府其次治五藏治五藏者半死半生也昔桓侯怠于皮膚之微疾以至骨髓之病家有患者不可備慮凡作湯藥不可避晨夜覺病須臾即宜便治不等早晚則易愈矣千金曰凡始覺

不佳即須治療迄至於病湯食競進折其毒勢自然而差若或差遲病即傳變雖欲除治必難為力傳有常也變無常也傳為循經而傳如太陽傳陽明是也變為不常之變如陽證變陰證是也邪既傳變病勢深也本草曰病勢已成可得半愈病勢已過命將難全服藥不如方法縱意違師不須治之內經曰拘于鬼神者不可與言至德惡于針石者不可與言至巧病不許治者病不必治治之無功矣凡傷寒之病多從風寒得之凡中風與傷寒為病自古通謂之傷寒千金曰夫傷寒病者起自風寒入於腠理與精氣分爭榮衛偏隔周身不通而病始表中風寒入裏則不消矣始自皮膚入于經絡傳于藏府是也未有溫覆而當不消散者風寒初客于皮膚便投湯藥溫暖發散而當者則無不消散之邪不在證治擬欲攻之猶當先解表乃可下之先解表而後下之則無復

傳之邪也若表已解而內不消非大滿猶生寒熱則病不除表證雖罷裏不至大堅滿者亦未可下之是邪未收斂成實下之則裏虛而邪復不除猶生寒熱也若表已解而內不消大滿大實堅有燥屎自可除下之雖四五日不能為禍也外無表證裏有堅滿為下證悉具外臺云表和裏病下之則愈下證既具則不必拘于日數若不宜下而便攻之內虛熱入協熱遂利煩躁諸變不可勝數輕者困篤重者必死矣下之不當病輕者證猶變易而難治又况重者乎夫陽盛陰虛汗之則死下之則愈陽虛陰盛汗之則愈下之則死表為陽裏為陰陰虛者陽必湊之陽盛之邪乘其裏虛而入于府者為陽盛陰虛也經曰尺脉弱名曰陰不足陽氣下陷入陰中則發熱者矣下之除其內熱而愈若反汗之則竭

其津液而死陰脉不足陽往從之陽脉不足陰往乘之陰邪乘其表虛客于榮衛之中者為陽虛陰盛也經曰假令寸口脉微名曰陽不足陰氣上入陽中則洒淅惡寒者是矣汗之散其表寒則愈若反下之則脫其正氣而死經曰本發汗而復下之此為逆也本先下之而反汗之為逆夫如是則神丹安可以誤發甘遂何可以妄攻虛盛之治相背千里吉凶之機應若影響豈容易哉神丹者發汗之藥也甘遂者下藥也若汗下當則吉汗下不當則凶其應如影隨形如響應聲況桂枝下咽陽盛則斃承氣入胃陰盛以亡桂枝湯者發汗藥也承氣湯者下藥也金匱玉函曰不當汗而強與汗之者令人奪其津液枯槁而死不當下而強與下之者令人開腸洞泄便溺不禁而死死生之要在乎須臾視身之盡不暇計日投湯不當則災禍立見豈暇計其日數哉此陰陽虛實之交錯其候至微發汗吐下之相反其禍至速而醫術淺狹懵然不知病源為治乃誤使病者殞歿自謂其分至令冤魂塞於冥路死屍盈於曠野仁者鑒此豈不痛歟凡兩感病俱作治有先後發表攻裏本自不同而執迷妄意者乃云神丹甘遂合而飲之且解其表又除其裏言巧似是其理實違夫智者之舉錯也常審以慎愚者之動作也必果而速安危之變豈可詭哉世上之士但務彼翕習之榮而莫見此傾危之敗惟明者居然能護其本近取諸身夫何遠之有焉兩感病俱作欲成不治之疾醫者大宜消息審其先後次第而治之若妄意攻治以求速效者必致傾危之敗凡發汗溫暖湯藥其方雖言日三

服若病劇不解當促其間可半日中盡三服若與病相阻即便有所覺重病者一日一夜當晬時觀之如服一劑病證猶在故當復作本湯服之至有不肯汗出服三劑乃解若汗不出者死病也發汗藥須溫暖服者易為發散也日三服者藥勢續也病勢稍重當促急服之以折盛熱不可拘于本方設藥病不相對湯入即便知之如陰多者投以涼藥即寒逆隨生陽多者飲以溫劑則熱毒即起是便有所覺晬時者周時也一日一夜服湯藥盡劑更看其傳如病證猶在當復作本湯以發其汗若服三劑不解汗不出者邪氣太甚湯不能勝必成大疾千金曰熱病脉躁盛而不得汗者此陽脉之極也死凡得時氣病至五六日而渴欲飲水飲不能多不當與也何者以腹中熱尚少不能消之便更與人作病也至七八日大渴欲飲水者猶當依證與之與之常令不足勿極意也言能飲一斗與五升若飲而腹滿小便不利若喘若噦不可與之忽然大汗出是為自愈也熱在上焦則為消渴言熱消津液而上焦乾燥則生渴也大熱則能消水熱少不能消之若強飲則停飲變為諸病至七八日陽勝氣溫向解之時多生大渴也亦須少少與之以潤胃氣不可極意飲也若飲而腹滿小便不利若喘若噦者為水飲內停而不散不可更與之忽然陽氣通水氣散宣發于外作大汗而解凡得病反能飲水此為欲愈之病其不曉病者但聞病飲水自愈小渴者乃強與飲之因成其禍不可復數小渴者為腹中熱少若強與水水飲不消復為諸飲病也凡得病厥脉動數服湯藥更遲

脉浮大减小，初躁後静，此皆愈證也。動数之脉，邪入在陽也。湯入而變遲者，陽邪愈也。浮大之脉，邪在表也。而後減小者，表邪散也。病初躁亂者，邪所煩也。湯入而安静者，藥勝病也。是皆為愈證。

凡治温病可刺五十九穴。五十九穴者，以寫諸經之温熱。鍼經曰：熱病取之諸陽五十九刺，以寫其熱，而出其汗，實其陰而補其不足。所謂五十九刺，兩手内外側各三，凡十二痏。五指間各一，凡八痏，足亦如是。頭入髮際一寸，旁三分各三，凡六痏。更入髮三寸，邊五，凡十痏。耳前後口下各一，項中一穴，凡六痏。巔上一，顖會一，髮際一，廉泉一，風池二，天柱二。又内經曰：熱俞五十九，頭上五行行五者，以寫諸陽之熱逆也。大杼、膺俞、缺盆、背俞，此八者以寫胷中之熱。氣衝、三里、巨虚上下廉，此八者以寫胃中之熱也。雲門、髃骨、委中、髓空，此八者以寫四支之熱也。五藏俞旁五，此十者以寫五藏之熱也。凡此五十九穴者，皆熱之左右也。

又身之穴三百六十有五，其三十穴灸之有害，七

十九穴刺之為災，并中髓也。穴有三百六十五，以應一歲。其灸刺之禁，皆肉薄骨解之處，血脉虚少之分，鍼灸并中髓也。

脉四損，三日死。平人四息，病人脉一至，名曰四損。脉五損，一日死。平人五息，病人脉一至，名曰五損。脉六損，一時死。平人六息，病人脉一至，名曰六損。四藏氣絶者，脉四損。五藏氣絶者，脉五損。五藏六府俱絶者，脉六損。

脉盛身寒，得之傷寒。脉虚身熱，得之傷暑。内經曰：脉者血之府也。脉實血實，脉虚血虚。寒則傷血，邪併於血，則血盛而氣虚，故傷寒者脉盛而身寒。熱則傷氣，邪併於氣，則氣盛而血虚，故傷暑者脉虚而身熱。

脉陰陽俱盛，大汗出不解者死。脉陰陽俱盛，當汗出而解，若汗出不解，則邪氣内勝，正氣外脱，故死。内經曰：汗出而脉尚躁盛者死。千金曰：熱病已得汗，脉尚躁盛，此陽脉之極也，死。

脉陰陽俱虚，熱不止者死。脉陰陽俱虚者，真氣弱也。熱不止者，邪氣勝也。内經曰：病温虚甚死。

脉至乍踈乍数者死。謂天真榮衛之氣斷絶也。

脉至如轉索者，其日死。為緊急而不軟，是中無胃氣，故不出其日而死。

讝言妄語，身微熱，脉浮大，手足温者生。逆冷，脉沉細者，不過一日死矣。讝言妄語，陽病也。身微熱，脉浮大，手足温，為脉病相應。若身逆冷，脉沉細，為陽病見陰脉，脉病不相應，故不過一日而死。難經曰：脉不應病，病不應脉，是為死病。

此以前是傷寒熱病證候也。

辨痓濕暍脈證第四

傷寒所致太陽痓濕暍三種，宜應別論，以為與傷寒相似，故此見之。痓當作痙，傳寫之誤也。痓者，惡也，非強也。内經曰：肺移熱於腎，傳為柔痓。柔為筋柔而無力，痓謂骨痓而不隨。痓者，強也。千金以強直為痓。經曰：頸項強急，口噤背反張者，痓。即是觀之，痓為痓字明矣。

太陽病，發熱無汗，反惡寒者，名曰剛痓。〔一〕千金曰：太陽中風，重感寒濕則變痓。太陽病發熱無汗為表實，則不當惡寒，今反惡寒者，則太陽中風，重感於寒，為痓病也。以表實感寒，故名剛痓。

太陽病，發熱汗出，不惡寒者，名曰柔痓。〔二〕太陽病發熱汗出為表虚，則當惡寒，其不惡寒者，為陽明病。今發熱汗出而不惡寒者，非陽明證，則是太陽中風，重感於濕，為柔痓也。表虚感濕，故曰柔痓。

太陽病，發熱，脉沉而細者，名曰痓。〔三〕太陽主表，太陽病發熱，為表病，脉當浮大，今脉反沉細，既不愈，則太陽中風，重感于濕而為痓也。金匱要畧曰：太陽病，其證備，身體強几几然，脉反沉遲，此為痓，括蔞桂枝湯主之。

太陽病，發汗太多，因致痓。〔四〕太陽病發汗太多，則亡陽。内經曰：陽氣者，精則養神，柔則養筋。陽微不能養筋，

則筋脉緊急而成痓也。病身熱足寒頸項強急惡寒時頭熱面赤目脉赤獨頭面一本無面字搖卒口噤背反張者痓病也。[五] 太陽中風為純中風也太陽傷寒為純傷寒也皆不作痓惟是太陽中風重感寒濕乃變為痓也身熱足寒者寒濕傷下也時頭熱面赤目脉赤風傷于上也頭搖者風主動也獨頭搖者頭為諸陽之會風傷陽也若純傷風者身亦為之動搖手足為之搐搦此者內挾寒濕故頭搖也口噤者寒主急也卒口噤者不常噤也有時而緩若風寒相搏則口噤而不時開此者加之風濕故卒口噤也足太陽之脉起於目內眥上額交巔上其支別者從巔入絡腦還出別下項循肩膊內夾脊抵腰中下貫臀以下至足風寒客於經中則筋脉拘急故頸項強急而背反張也

太陽病關節疼痛而煩脉沉而細者此名濕痺濕痺之候其人小便不利大便反快但當利其小便[二] 金匱要畧曰霧傷皮腠濕流關節疼痛而煩者濕氣內流也濕同水也脉沉而細者水性趣下也痺痛也因其關節煩疼而名曰濕痺非腳氣之痺也內經曰濕勝則濡泄小便不利大便反快者濕氣內勝也但當利其小便以宣泄腹中濕氣古云治濕之病不利小便非其治也

濕家之為病一身盡疼發熱身色如似熏黃[三] 身黃如橘子色者陽明瘀熱也此身色如似熏黃即非陽明瘀熱身黃發熱者梔子蘖皮湯主之為表裏有熱則身不疼痛此一身盡疼非傷寒客熱也知濕邪在經而使之脾惡濕濕傷則脾病而色見是以身發黃者為其黃如烟熏非正黃色也

濕家其人但頭汗出背強欲得被覆向火若下之早則噦胸滿小便不利舌上如胎者以丹田有熱胸中有寒渴欲得水而不能飲則口燥煩也[三] 濕家有風濕有寒濕此寒濕相搏者也濕勝則多汗傷寒則無汗寒濕相搏雖有汗而不能周身故但頭汗出也背陽也腹陰也太陽之脉夾脊抵腰太陽客寒濕表氣不利而背強也裏有邪者外不惡寒表有邪者則惡寒欲得被覆向火者寒濕在表而惡寒也若下之早則傷動胃氣損其津液故致噦而胸滿也小便不利下後裏虛上焦陽氣因虛而陷於下焦為丹田有熱表中寒乘而入於胸中為胸上有寒使舌上生白胎滑也藏燥則欲飲水以胸上客寒濕故不能飲而但口燥煩也

濕家下之額上汗出微喘小便利者死若下利不止者亦死[四] 濕家發汗則愈金匱要畧曰濕家身煩疼可與麻黃加朮四兩發其汗為宜若妄下則大逆額上汗出而微喘者乃陽氣上逆也小便自利或下利者陰氣下流也陰陽相離故云死矣內經曰陰陽離決精氣乃絕

問曰風濕相搏一身盡疼痛法當汗出而解值天陰雨不止醫云此可發汗汗之病不愈者何也荅曰發其汗汗大出者但風氣去濕氣在是故不愈也若治風濕者發其汗但微微似欲汗出者風濕俱去也 值天陰雨不止明其濕勝也內經曰陽受風氣陰受濕氣又曰傷於風者上先受之傷於濕者下先受之風濕相搏則風在外而濕在內汗大出者其氣暴暴則外邪出而裏邪不能出故風去而濕在汗微微而出者其氣緩緩則內外之邪皆出故風濕俱去也

濕家病身上疼痛發熱面黃而喘頭痛鼻塞而煩其脉大自能飲食腹中和無病病在頭中寒濕故鼻塞內藥鼻中則愈[五] 病有淺深證有中外此則濕氣淺者也何以言之濕家不云關節煩疼而云身上疼痛是濕氣不流關節而外客肌表也不云發熱身似熏黃復云發熱面黃而喘是濕不干於脾而薄於上焦也陰受濕氣則濕邪為深今頭痛鼻塞而煩是濕客於陽而不客於陰也濕家之脉當沉細為濕氣內流脉大者陽也則濕不內流而

外在表也又以自能飲食胷腹別無滿痞為腹中和無病知其濕氣微淺内藥鼻中以宣泄頭中寒濕

病者一身盡疼發熱日晡所劇者此名風濕此病傷于汗出當風或久傷取冷所致也[六]一身盡疼者濕也發熱日晡所劇者風也若汗出當風而得之者則先客濕而後感風若久傷取冷得之者則先傷風而後中濕可與麻黄杏仁薏苡仁甘草湯見金匱要畧中

太陽中熱者暍是也其人汗出惡寒身熱而渴也[一]汗出惡寒身熱而不渴者中風也汗出惡寒身熱而渴者中暍也白虎加人參湯主之見金匱要畧中方

太陽中暍者身熱疼重而脉微弱此亦夏月傷冷水水行皮中所致也[三]經曰脉虛身熱得之傷暑身熱脉微弱者暍也身體疼重者水也夏時暑熱以水灌洗而得之一物瓜蔕散主之見金匱要畧中方

太陽中暍者發熱惡寒身重而疼痛其脉弦細芤遲小便已洒洒然毛聳手足逆冷小有勞身即熱口開前板齒燥若發汗則惡寒甚加温針則發熱甚數下之則淋甚[三]病有在表有在裏者有表裏俱病者此則表裏俱病者也發熱惡寒身重疼痛者表中暍也脉弦細芤遲者中暑脉虛也小便已洒洒然毛聳手足逆冷者太陽經氣不足也小有勞身即熱者謂勞動其陽而暍即發也口開前板齒燥者重有熱也内經曰因於暑汗煩則喘喝口開謂喘喝也以喘喝不止故前板齒乾燥若發汗以去表邪則外虛陽氣故惡寒甚若以温針助陽則火熱内攻故發熱甚若下之以除裏熱則内虛而膀胱燥故淋甚

辨太陽病脉證并治法上第五

太陽之為病脉浮頭項強痛而惡寒經曰尺寸俱浮者太陽受病太陽主表為諸陽主氣脉浮頭項強痛而惡寒者太陽表病也

太陽病發熱汗出惡風脉緩者名為中風風陽也寒陰也風則傷衛發熱汗出惡風者衛中風榮病發熱無汗不惡風而惡寒衛病則發熱汗出不惡寒而惡風以衛為陽衛外者也病則不能衛固其外而皮膚踈故汗出而惡風也傷寒脉緊傷風脉緩者寒性勁急而風性解緩故也

太陽病或已發熱或未發熱必惡寒體痛嘔逆脉陰陽俱緊者名曰傷寒經曰凡傷於寒則為病熱為寒氣客於經中陽經怫結而成熱也中風即發熱者風為陽也及傷寒云或已發熱或未發熱以寒為陰邪不能即熱鬱而方變熱也風則傷衛寒則傷榮衛虛者惡風榮虛者惡寒榮傷寒者必惡寒也氣病者則麻血病者則痛風令氣緩寒令氣逆體痛嘔逆者榮中寒也經曰脉盛身寒得之傷寒脉陰陽俱緊者知其傷寒也

傷寒一日太陽受之脉若靜者為不傳頗欲吐若

燥煩脉數急者為傳也太陽主表一日則太陽受邪至二日當傳陽明若脉氣微而不傳陽明胃經受邪則喜吐寒邪傳裏者則變熱如頗欲吐若煩燥脉急數者為太陽寒邪變熱傳於陽明也

傷寒二三日陽明少陽證不見者為不傳也傷寒二三日無陽明少陽證知邪不傳止在太陽經中也

太陽病發熱而渴不惡寒者為温病此發熱而渴不惡寒者陽明也太陽受邪知為温病非傷寒也積温成熱所以發熱而渴不惡寒也若發汗已身灼熱者名曰風温風温為病脉陰陽俱浮自汗出身重多眠睡鼻息必鼾語言難出若被下者小便不利直視失溲若被火者微發黄色劇則如驚癇時瘈瘲若火熏之一逆尚引日再逆促命期傷寒發汗已則身凉若發汗已身灼熱者

非傷寒。為風溫也。風傷於上。而陽受風氣。風與溫相合。則傷衛。脉陰陽俱浮。自汗出者。衛受邪也。衛者氣也。風則傷衛。溫則傷氣。身重多眠睡者。衛受風溫而氣昏也。鼻息必鼾。語言難出者。風溫外甚。而氣擁不利也。若被下者。則傷藏氣。太陽膀胱經也。內經曰。膀胱不利為癃。不約為遺溺。癃者。小便不利也。太陽之脉。起目內眥。內經曰。瞳子高者。太陽不足。戴眼者。太陽已絕。小便不利。直視失溲。為下後竭津液。損藏氣。風溫外勝。經曰。欲絕也。為難治。若被火者。則火助風溫成熱。微者。熱瘀而發黃。劇者。熱甚生風。如驚癇而時瘛瘲也。先曾被火為一逆。若更以火熏之。是再逆也。一逆尚猶延引時日。而不愈。其再逆者。必致危殆。故云促命期。

病有發熱惡寒者。發於陽也。無熱惡寒者。發於陰也。發於陽者。七日愈。發於陰者。六日愈。以陽數七。陰數六。故也。陽為熱也。陰為寒也。發熱而惡寒。寒傷陽也。無熱而惡寒。寒傷陰也。陽法火。陰法水。火成數七。水成數六。陽病七日愈者。火數

足也。陰病六日愈者。水數足也。

太陽病。頭痛至七日已上自愈者。以行其經盡故也。若欲作再經者。鍼足陽明。使經不傳則愈。傷寒自一日至六日。傳三陽三陰經盡。至七日當愈。經曰。七日太陽病衰。頭痛少愈。若七日不愈。則太陽之邪再傳陽明。針足陽明。為迎而奪之。使經不傳則愈。

太陽病。欲解時。從巳至未上。巳為正陽。則陽氣得以復也。始於太陽。終於厥陰。六經各以三時為解。而太陽從巳至未。陽明從申至戌。少陽從寅至辰。至於太陰。從亥至丑。少陰從子至寅。厥陰從丑至卯者。以陽行也速。陰行也緩。陽主於晝。陰主於夜。陽三經解時。從寅至戌。以陽道常饒也。陰三經解時。從亥至卯。以陰道常乏也。內經曰。陽中之太陽。通於夏氣。則巳午未。太陽乘王也。

風家表解而不了了者。十二日愈。中風家發汗解後。未全快暢者。十二日大邪皆去。六經悉和。則愈。

病人身大熱。反欲得近衣者。熱在皮膚。寒在骨髓也。身大寒。反不欲近衣者。寒在皮膚。熱在骨髓也。皮膚言淺。骨髓言深。皮膚言外。骨髓言內。身熱欲得衣者。表熱裹寒也。身寒不欲衣者。表寒裹熱也。

太陽中風。陽浮而陰弱。陽浮者。熱自發。陰弱者。汗自出。嗇嗇惡寒。淅淅惡風。翕翕發熱。鼻鳴乾嘔者。桂枝湯主之。[上三] 陽以候衛。陰以候榮。陽脉浮者。衛中風也。陰脉弱者。榮氣弱也。風并於衛。則衛實而榮虛。故發熱汗自出也。經曰。太陽病。發熱汗出者。此為榮弱衛強者是也。嗇嗇者。不足也。惡寒之貌也。淅淅者。洒淅也。惡風之貌也。衛虛則惡風。榮虛則惡寒。榮弱衛強。惡寒復惡風者。以自汗出。則皮膚緩。腠理疏。是亦惡風也。翕翕者。熇熇然而熱也。若合羽所覆。言熱在表也。鼻鳴乾嘔者。風擁而氣逆也。與桂枝湯。和榮衛而散風邪也。

桂枝湯方

桂枝 叁兩去皮 味辛熱　芍藥 叁兩 味苦酸微寒　甘草 貳兩 炙 味甘平

生薑 叁兩切 味辛溫　大棗 拾貳枚擘 味甘溫

內經曰。辛甘發散為陽。桂枝湯。辛甘之劑也。所以發散風邪。內經曰。風淫所勝。平以辛。佐以苦。以甘緩之。以酸收之。是以桂枝為主。芍藥甘草為佐也。內經曰。風淫於內。以甘緩之。以辛散之。是以生薑大棗為使也。

右伍味。㕮咀。以水柒升。微火煑取叁升。去滓。適寒溫。服壹升。服已須臾。歠熱稀粥壹升餘。以助藥力。溫覆令壹時許。遍身漐漐微似有汗者益佳。不可令如水流漓。病必不除。若壹服汗出病差。停後服。不必盡劑。若不汗。更服依前法。又不

汗後服小促役其間半日許令叁服盡若病重者壹日壹夜服周時觀之服壹劑盡病證猶在者更作服若汗不出者乃服至貳叁劑禁生冷粘滑肉麵五辛酒酪臭惡等物

太陽病頭痛發熱汗出惡風者桂枝湯主之[二]頭痛者太陽也發熱汗出惡風者中風也與桂枝湯解散風邪

太陽病項背強几几反汗出惡風者桂枝加葛根湯主之[三]几几者伸頸之貌也動則伸頸搖身而行項背強者動則如之項背几几者當無汗反汗出惡風者中風表虛也與桂枝湯以和表加麻黃葛根以祛風且麻黃主表實後葛根湯證云太陽病項背強几几無汗惡風葛根湯主之藥味正與此方同其無汗者當用麻黃今自汗出恐不加麻黃但加葛根也

太陽病下之後其氣上衝者可與桂枝湯方用前法若不上衝者不可與之[四]太陽病屬表而反下之則虛其裏邪欲乘虛傳裏若氣上衝者裏不受邪而氣逆上與邪爭也則邪仍在表故當復與桂枝湯解外其氣不上衝者裏虛不能與邪爭邪氣已傳裏也故不可更與桂枝湯攻表

太陽病三日已發汗若吐若下若溫針仍不解者此為壞病桂枝不中與也觀其脉證知犯何逆隨證治之太陽病三日中曾經發汗吐下溫針虛其正氣病仍不解者謂之壞病言為醫所壞病也不可復與桂枝湯審觀脉證知犯何逆而治之逆者隨所逆而救之

桂枝本為解肌若其人脉浮緊發熱汗不出者不可與也常須識此勿令誤也[五]脉浮發熱汗出惡風者中風也可與桂枝湯解肌脉浮緊發熱不汗出者傷寒也可與麻黃湯常須識此勿妄

治也

若酒客病不可與桂枝湯得湯則嘔以酒客不喜甘故也酒客內熱喜辛而惡甘桂枝湯甘酒客得之則中滿而嘔

喘家作桂枝湯加厚朴杏子佳[六]太陽病為諸陽主氣風甚氣擁則生喘也與桂枝湯以散風加厚朴杏仁以降氣

凡服桂枝湯吐者其後必吐膿血也內熱者服桂枝湯則吐如酒客之類也既亡津液又為熱所搏其後必吐膿血吐膿血謂之肺痿金匱要畧曰熱在上焦為肺痿謂之或從汗或從嘔吐重亡津液故得之

太陽病發汗遂漏不止其人惡風小便難四支微急難以屈伸者桂枝加附子湯主之[七]太陽病因發汗遂汗漏不止而惡風者為陽氣不足因發汗陽氣益虛而皮腠不固也內經曰膀胱者州都之官津液藏焉氣化則出小便難者汗出亡津液陽氣虛弱不能施化四肢者諸陽之本也四肢微急難以屈伸者亡陽而脫液也針經曰

液脫者骨屬屈伸不利與桂枝加附子湯以溫經復陽

太陽病下之後脉促胷滿者桂枝去芍藥湯主之[八]若微惡寒者去芍藥方中加附子湯主之[九]脉來數時一止復來者名曰促促為陽盛則不因下後而脉促者也此下後脉促不得為陽盛也太陽病下之其脉促不結胷者此為欲解此下後脉促而復胷滿則不得為欲解由下後陽虛表邪漸入而客於胷中也與桂枝湯以散客邪通行陽氣芍藥益陰陽虛者非所宜故去之陽氣已虛若更加之微寒則必當溫劑以散之故加附子

太陽病得之八九日如瘧狀發熱惡寒熱多寒少其人不嘔清便欲自可一日二三度發脉微緩者為欲愈也脉微而惡寒者此陰陽俱虛不可更發汗更下更吐也面色反有熱色者未欲解也以其不

能得小汗出，身必痒，宜桂枝麻黃各半湯。[十] 傷寒八九日，則邪傳再經又遍三陽，欲傳三陰之時也。傳經次第，則三日傳遍三陽，至四日陽去入陰，不入陰者為欲解。其傳陰經，第六日傳遍三陰，為傳經盡而當解。其不解傳為再經者，至九日又遍三陽，陽不傳陰則解。如瘧，發作有時也。寒多者為病進，熱多者為病退。經曰：厥少熱多，其病為愈；寒多熱少，陽氣退，故為進也。今雖發熱惡寒，而熱多寒少，為陽氣進而邪氣少也。裏不和者，嘔而利，今不嘔，清便自調者，裏和也。寒熱間日發者，邪氣深也；日一發者，邪氣復常也；日再發者，邪氣淺也；日二三發者，邪氣微也。內經曰：大則邪至，小則平。言邪甚則脉大，邪少則脉微，今日數多而脉微緩者，是邪氣微緩也，故云欲愈。脉微而惡寒者，表裏俱虛也。陽，表也；陰，裏也。脉微為裏虛，惡寒為表虛，以表裏俱虛，故不可更發汗、更下、更吐也。陰陽俱虛，則面色青白，反有熱色者，表未解也。熱色為赤色也。得小汗則和，不得汗則不得邪氣外散皮膚而為痒也，與桂枝麻黃各半湯，小發其汗，以除表邪。

太陽病，初服桂枝湯，反煩不解者，先刺風池、風府，却與桂枝湯則愈。[十一] 煩者，熱也。服桂枝湯後，當汗出而身凉和，若反煩不解者，風甚而未能散也。先刺風池、風府，以通太陽之經，而泄風氣，却與桂枝湯解散則愈。

服桂枝湯，大汗出，脉洪大者，與桂枝湯如前法。若形如瘧，日再發者，汗出必解，宜桂枝二麻黃一湯。[十二] 經曰：如服一劑，病證猶在者，故當復作本湯服之。服桂枝湯汗出後，脉洪大者，病猶在也；若形如瘧，日再發者，邪氣客於榮衛之間也，與桂枝二麻黃一湯，解散榮衛之邪。

服桂枝湯，大汗出後，大煩渴不解，脉洪大者，白虎加人參湯主之。[十三] 大汗出，脉洪大而不渴，邪氣猶在表也，可更與桂枝湯；若大汗出，脉洪大而煩渴不解者，表裏有熱，不可更與桂枝湯，可與白虎加人參湯，生津止渴，和表散熱。

太陽病，發熱惡寒，熱多寒少，脉微弱者，此無陽也，不可發汗，宜桂枝二越婢一湯。[十四]

桂枝二越婢一湯方

桂枝去皮　芍藥　甘草各拾捌銖　生薑壹兩叁錢切　大棗肆枚擘　麻黃拾捌銖去節　石膏貳拾肆銖碎綿裹

胃為十二經之主，脾治水穀，為卑藏若婢。內經曰：脾主為胃行其津液。是湯所以謂之越婢者，以發越脾氣，通行津液。外臺方一名越脾湯，即此義也。

右柒味，㕮咀，以伍升水，煑麻黃壹貳沸，去上沫，內諸藥，煑取貳升，去滓，温服壹升。本方當裁為越婢湯、桂枝湯，合飲壹升，今合為一方，桂枝二越婢一。

服桂枝湯，或下之，仍頭項強痛，翕翕發熱，無汗，心下滿微痛，小便不利者，桂枝去桂加茯苓白术湯主之。[十五] 頭項強痛，翕翕發熱，雖經汗下，為邪氣仍在表也。心下滿微痛，小便利者，則欲成結胸。今外證未罷，無汗，小便不利，則心下滿微痛，為停飲也。與桂枝湯以解外，加茯苓、白术利小便、行留飲。

傷寒，脉浮，自汗出，小便數，心煩，微惡寒，脚攣急，反與桂枝湯欲攻其表，此誤也。得之便厥，咽中乾，煩燥吐逆者，作甘草乾薑湯與之，以復其陽。若厥愈足温者，更作芍藥甘草湯與之，其脚即伸。若胃氣不和讝語者少與調胃承氣湯若重發汗復加燒鍼者四逆湯主之〔十八〕脉浮自汗出小便數而惡寒者陽氣不足也心煩脚攣急者陰氣不足也陰陽血氣俱虛則不可發汗若與桂枝湯攻表則又損陽氣故為誤也得之便厥咽中乾煩燥吐逆者先作甘草乾薑湯復其陽氣得厥愈足溫乃與芍藥甘草湯益其陰血則脚脛得伸陰陽雖復其有胃燥讝語少與調胃承氣湯微溏以和其胃重發汗為亡陽加燒鍼則損陰內經曰榮氣微者加燒鍼則血不流行重發汗復燒鍼是陰陽之氣太虛四逆湯以復陰陽之氣

甘草乾薑湯方

甘草 肆兩炙 味甘平　乾薑 貳兩炮 味辛熱

內經曰辛甘發散為陽甘草乾薑相合以復陽氣

右㕮咀以水叁升煑取壹升伍合去滓分溫再

服。

芍藥甘草湯方

白芍藥 肆兩 酸微寒　甘草 肆兩炙 甘平

芍藥白補而赤瀉白收而赤散也酸以收之甘以緩之酸甘相合用補陰血

右貳味㕮咀以水叁升煑取壹升半去滓分溫再服之

調胃承氣湯方

大黃 肆兩去皮 清酒浸 苦大寒　甘草 貳兩炙 味甘平　芒消 半升 味鹹寒

內經曰熱淫於內治以鹹寒佐以苦甘芒消鹹寒以除熱大黃苦寒以蕩實甘草甘平助二物推陳而緩中

右叁味㕮咀以水叁升煑取壹升去滓內芒消更上火微煑令沸少少溫服之

四逆湯方

甘草 貳兩炙 味甘平　乾薑 壹兩半 味辛熱　附子 壹枚生用去皮破捌片 辛大熱

內經曰寒淫於內治以甘熱又曰寒淫所勝平以辛熱甘草薑附相合為甘辛大熱之劑乃可發散陰陽之氣

右叁味㕮咀以水叁升煑取壹升貳合去滓分溫再服強人可大附子壹枚乾薑叁兩

問曰證象陽旦按法治之而增劇厥逆咽中乾兩脛拘急而讝語師曰言夜半手足當溫兩脚當伸後如師言何以知此答曰寸口脉浮而大浮則為風大則為虛風則生微熱虛則兩脛攣病證象桂枝因加附子參其間增桂令汗出附子溫經亡陽故也厥逆咽中乾煩燥陽明內結讝語煩亂更飲甘草乾薑湯夜半陽氣還兩足當熱脛尚微拘急重與芍藥甘草湯爾乃脛伸以承氣湯微溏則止其讝語故知病可愈陽旦桂枝湯別名也前證脉微自汗出小便數心煩微惡寒脚攣急與桂枝湯證相似是證象陽旦也與桂枝湯而增劇得寸口脉浮大浮為風邪大為血虛

即與桂枝湯加附子溫經以補虛。增桂令汗出以袪風。其有治之之逆。而增厥者。與甘草乾薑湯。陽復而足溫。更與芍藥甘草湯。陰和而脛伸。表邪已解。陰陽已復。而有陽明內結。譫語煩亂。少與調胃承氣湯。微溏泄以和其胃。則陰陽之氣皆和。內外之邪悉去。故知病可愈。

釋音

清凉上七正切 疫音役 忿孚吻切 疹之忍切癮疹也 飧泄上音孫下音薛 顖音信 痎音皆瘧也 頔頞上音拙面骨也下音遏鼻也 逮音代及也 砭悲廉切石鍼也 焫如劣切 中病上音衆 之長音掌 嗌音益咽也 沓徒合切 俱見音現 嚏丁計切 瘳音抽病愈也 痼音固 迄許訖切至也 狹憎上戶甲切下莫孔切 殞羽粉切 晬祖對切周歲也 痏羽軌切 膺於陵切胷也 髃音偶又音虞肩前也 痓充至切惡也 暍音謁傷暑也 痙巨井切強一曰風病 急也 几音殊短羽鳥飛几几也 攣力全切 內藥上音納 晡布胡切 洒蘇狠切驚貌 惡寒上烏路切 怫音佛 鼾音汗臥息也 瘂音隆 淅思歷切 熇許酷切熱也 歘昌悅切 漐直立切汗出貌 脛胡定切

註解傷寒論卷第二

註解傷寒論卷第三　仲景全書第十三

漢　長沙守　張仲景　述
晉　太醫令　王叔和　撰次
宋　聊攝人　成無巳　註解
明　虞山人　趙開美　校句

辨太陽病脉證并治中第六

太陽病。項背強几几。無汗惡風。葛根湯主之。[一]

太陽病。項背強几几。汗出惡風者。中風表虛也。項背強几几。無汗惡風者。中風表實也。表虛宜解肌。表實宜發汗。是以葛根湯發之也。

葛根湯方

葛根肆兩 麻黃叁兩去節 桂貳兩去皮 芍藥貳兩 甘草貳兩炙 生薑叁兩切 大棗拾貳枚擘

本草云。輕可去實。麻黃葛根之屬是也。此以中風表實。故加二物於桂枝湯中也。

右七味㕮咀。以水壹斗。先煮麻黃葛根減貳升。去沫。內諸藥。煮取叁升。去滓。溫服壹升。覆取微似汗。不須啜粥。餘如桂枝法將息及禁忌。

太陽與陽明合病者。必自下利。葛根湯主之。[二]

傷寒有合病。有併病。本太陽病不解。併于陽明者。謂之併病。二經俱受邪。相合病者。謂之合病。合病者。邪氣甚也。太陽陽明合病者。與太陽少陽合病。陽明少陽合病。皆言必自下利。有以邪氣併於陰。則陰實而陽虛。邪氣併於陽。則陽實而陰虛。寒邪氣甚。客于二陽。二陽方外實而不主裏。則裏氣虛。故必下利。與葛根湯。以散經中甚邪。太陽與陽明合病。不下利但嘔者。葛根加半夏湯主之。〔三〕邪氣外甚。陽不主裏。裏氣不和。氣下而不上者。但下利。而不嘔。裏氣上逆而不下者。但嘔而不下利。與葛根湯以散其邪。加半夏以下逆氣。

葛根加半夏湯方

葛根肆兩　麻黃叁兩去節湯泡去黃汁焙乾秤　生薑叁兩切

甘草貳兩炙　芍藥貳兩　桂枝貳兩去皮

大棗拾貳枚擘　半夏半升洗

右捌味。以水壹斗。先煑葛根麻黃減貳升。去白沫。內諸藥煑取叁升。去滓。温服壹升。覆取微似汗。

太陽病桂枝證。醫反下之。利遂不止。脉促者。表未解也。喘而汗出者。葛根黃連黃芩湯主之。〔四〕經曰。不宜下而便攻之。內虛熱入。脇熱遂利。桂枝證者。邪在表也。而反下之。虛其陽。胃為熱所乘。遂利不止。邪在表則見陽脉。邪在裏則見陰脉。下利脉微遲。邪在裏也。促為陽盛。雖下利而脉促者。知表未解也。病有汗出而喘者。為自汗出而喘也。即邪氣外甚所致。喘而汗出者。為因喘而汗出也。即裏熱氣逆所致。與葛根黃芩黃連湯。散表邪。除裏熱。

葛根黃芩黃連湯方

葛根半斤　甘草貳兩炙味甘平　黃芩貳兩味苦寒

黃連叁兩味苦寒

內經曰。甘發散為陽。表未解者。散以葛根甘草之甘。苦以堅裏。氣弱者。堅以黃芩黃連。

右肆味。以水捌升。先煑葛根。減貳升。內諸藥。煑取貳升。去滓。分温再服。

太陽病。頭痛發熱。身疼腰痛。骨節疼痛。惡風無汗而喘者。麻黃湯主之。〔五〕此太陽傷寒也。寒則傷榮。頭痛身疼腰痛。以至牽連骨節疼痛者。太陽經榮血不利也。內經曰。風寒客于人。使人毫毛畢直。皮膚閉而為熱者。寒在表也。風并於衛。衛實而榮虛者。自汗出而惡風寒也。寒并于榮。榮實而衛虛者。無汗而惡風也。以榮強衛弱。故氣逆而喘。與麻黃湯以發其汗。

麻黃湯方

麻黃叁兩味甘温去節　桂枝貳兩去皮味辛熱

甘草壹兩炙味甘平　杏仁柒拾箇湯去皮尖味辛温

內經曰。寒淫于內。治以甘熱。佐以苦辛。麻黃甘草開肌發汗。桂枝杏仁散寒下氣。

右肆味。以水玖升。先煑麻黃減貳升。去上沫。內諸藥。煑取貳升半。去滓。温服捌合。覆取微似汗。不須啜粥。餘如桂枝法將息。

太陽與陽明合病。喘而胷滿者。不可下。宜麻黃湯主之。〔六〕陽受氣于胷中。喘而胷滿者。陽氣不宣發。壅而逆也。心下滿。腹滿。皆為實。當下之。此以為胷滿非裏實。故不可下。雖有陽明。然與太陽合病。為屬表。是與麻黃湯發汗。

太陽病。十日以去。脉浮細而嗜卧者。外已解也。設胷滿脇痛者。與小柴胡湯。脉但浮者。與麻黃湯。〔七〕十日以去。向解之時也。脉浮細而嗜卧者。表邪已罷也。病雖已利解之。若脉但浮而不細者。則邪氣但在表也。與麻黄湯發散之。太陽中風，脉浮緊，發熱惡寒，身疼痛，不汗出而煩躁者，大青龍湯主之。〔八〕若脉微弱，汗出惡風者，不可服之，服之則厥逆，筋惕肉瞤，此為逆也。此中風見寒脉也。浮則為風，風則傷衛；緊則為寒，寒則傷榮。榮衛俱病，故發熱惡寒，身疼痛也。風并于衛者，為榮弱衛強；寒并于榮者，為榮強衛弱。今風寒兩傷，則榮衛俱實，故不汗出而煩躁也。與大青龍湯發汗，以除榮衛風寒。若脉微弱，汗出惡風者，為榮衛俱虛，反服青龍湯，則必亡陽，故生厥逆，筋惕肉瞤，此治之逆也。

大青龍湯方

麻黄 陸两去節 味甘温　桂枝 貳两去皮 味辛熱　甘草 貳两炙 味甘平

杏仁 肆拾箇去皮尖 味苦甘温　生薑 叁两切 味辛温

大棗 拾貳枚擘 味甘温　石膏如雞子大 碎 味甘微寒

辛甘均為發散。然風宜辛散，寒宜甘發。辛甘相合，乃能發散榮衛之風寒。麻黄、甘草、石膏、杏仁以發散榮中之寒，桂枝、姜棗以解除衛中之風。

右柒味，以水玖升，先煑麻黄，減貳升，去上沫，內諸藥，煑取叁升，去滓，温服壹升，取微似汗。汗出多者，温粉粉之。壹服汗者，停後服。汗多亡陽遂虛，惡風煩躁，不得眠也。

傷寒脉浮緩，身不疼，但重，乍有輕時，無少陰證者，大青龍湯發之。〔九〕此傷寒見風脉也。傷寒者身疼，此以風勝，故身不疼；中風者身重，此以兼風，故乍有輕時。不久厥吐利，無少陰裏證者，為風寒外甚也。與大青龍湯以發散表中風

寒。傷寒表不解，心下有水氣，乾嘔發熱而欬，或渴，或利，或噎，或小便不利，少腹滿，或喘者，小青龍湯主之。〔十〕傷寒表不解，心下有水飲，則水寒相搏，肺寒氣逆，故乾嘔發熱而欬。針經曰：形寒飲冷則傷肺。以其兩寒相感，中外皆傷，故氣逆而上行，此之謂也。與小青龍湯發汗散水。水氣內漬，則所傳不一，故有或為之證，隨證增損，以解化之。

小青龍湯方

麻黄 叁两去節 味甘温　芍藥 叁两 味酸微寒　五味子 半升 味酸温

乾薑 叁两 味辛熱　甘草 叁两炙 味甘平　細辛 叁两 味辛温

桂枝 叁两去皮 味辛熱　半夏 半升湯洗 味辛微温

寒邪在表，非甘辛不能散之。麻黄、桂枝、甘草之辛甘，以發散表邪。水停心下而不行，則腎氣燥。內經曰：腎苦燥，急食辛以潤之。乾薑、細辛、半夏之辛，以行水氣而潤腎。欬逆而喘，則肺氣逆。經曰：肺欲收，急食酸以收之。芍藥、五味子之酸，以收逆氣而安肺。

右捌味，以水壹斗，先煑麻黄，減貳升，去上沫，內諸藥，煑取叁升，去滓，温服壹升。

（加減法）若微利者，去麻黄，加蕘花如雞子，熬令赤色。下利者，不可攻其表，汗出必脹滿。麻黄發其陽，水漬入胃，必作利。蕘花下十二水，水去利則止。若渴者，去半夏，加栝蔞根三两。辛燥而苦潤，半夏辛而燥津液，非渴者所宜，故去之；栝蔞味苦而生津液，故加之。若噎者，去麻黄，加附子一枚，炮。經曰：水得寒氣，冷必相搏，其人即噎。加附子温散水寒。病人有寒，復發汗，胃中冷，必吐蚘。去麻黄，惡發汗。若小便不利，少腹滿，去麻黄，加茯苓四两。水畜下焦不行，為小便不利，少腹滿。麻黄發津液於外，非所宜也；茯苓泄畜水于下，加所當也。若喘者，去麻黄，加杏

仁半升去皮尖金匱要畧曰其人形腫故不內麻黃內杏仁以麻黃發其陽故也喘呼形腫水氣標本之疾

傷寒心下有水氣欬而微喘發熱不渴服湯已渴者此寒去欲解也小青龍湯主之[十一]欬而微喘者水寒射肺也發熱不渴者表證未罷也與小青龍湯發表散水服湯已渴者裏氣溫水氣散為欲解也

太陽病外證未解脈浮弱者當以汗解宜桂枝湯[十二]脈浮弱者榮弱衛強也

太陽病下之微喘者表未解故也桂枝加厚朴杏仁湯主之[十三]下後大喘則為裏氣太虛邪氣傳裏正氣將脫也下後微喘則為裏氣上逆邪不能傳裏猶在表也與桂枝湯以解外加厚朴杏仁以下逆氣

太陽病外證未解者不可下也下之為逆欲解外者宜

桂枝湯主之[十四]經曰本發汗而復下之為逆也若先發汗治不為逆

太陽病先發汗不解而復下之脈浮者不愈浮為在外而反下之故令不愈今脈浮故知在外當須解外則愈宜桂枝湯主之[十五]經曰柴胡湯證具而以他藥下之柴胡湯仍在者復與柴胡湯此雖已下之不為逆則其類矣

太陽病脈浮緊無汗發熱身疼痛八九日不解表證仍在此當發其汗服藥已微除其人發煩目瞑劇者必衄衄乃解所以然者陽氣重故也麻黃湯主之[十六]脈浮緊無汗發熱身疼痛太陽傷寒也雖至八九日而表證仍在亦當發其汗既服溫暖發散湯藥雖未作大汗亦微除也煩者身熱也邪氣不為汗解鬱而變熱蒸于經絡發于肌表故生熱煩肝受血而能視始者氣傷榮寒既變熱則血為熱摶肝氣不治故目瞑也劇者熱甚于經迫血妄行而為衄得衄則熱隨血散而解陽氣重者熱氣重也與麻黃湯以解前太陽傷寒之邪也

太陽病脈浮緊發熱身無汗自衄者愈風寒在經不得汗解鬱而變熱衄則熱隨血散故云自衄者愈

二陽併病太陽初得病時發其汗汗先出不徹因轉屬陽明續自微汗出不惡寒若太陽病證不罷者不可下下之為逆如此可小發汗設面色緣緣正赤者陽氣怫鬱在表當解之熏之若發汗不徹不足言陽氣怫鬱不得越當汗不汗其人躁煩不知痛處乍在腹中乍在四肢按之不可得其人短氣但坐以汗出不徹故也更發汗則愈何以知汗出不徹以

脈濇故知也太陽病未解轉併入陽明而太陽證未罷者名曰併病續自微汗出不惡寒者為太陽證罷陽明證具也法當下之若太陽證未罷者為表未解則不可下當小發其汗先解表也陽明之經循面色緣緣正赤者陽氣怫鬱在表也當解之熏之以取其汗若發汗不徹者不足言陽氣怫鬱止是當汗不汗陽氣不得越散邪無從出擁甚于經故躁煩也邪循經行則痛無常處或在腹中或在四肢按之不可得而短氣但責以汗出不徹更發汗則愈內經曰證過者切之濇者陽氣有餘為身熱無汗是以脈濇知陽氣擁鬱而汗出不徹

脈浮數者法當汗出而愈若下之身重心悸者不可發汗當自汗出乃解所以然者尺中脈微此裏虛須表裏實津液自和便自汗出愈經曰諸脈浮數當發熱而洒淅惡寒言邪氣在表也是當汗出愈若下之身重心悸者損其津液虛其胃氣若身重心悸而尺脈實者則下後裏虛邪氣乘虛傳裏

也。今尺脉微，身重心悸者，知下後裏虛，津液不足，邪氣不傳裏，但在表也。然以津液不足，則不可發汗，須裏氣實，津液足，便自汗出而愈。脉浮緊者，法當身疼痛，宜以汗解之。假令尺中遲者，不可發汗。何以知之？然，以榮氣不足，血少故也。針經曰：奪血者無汗。尺脉遲者，為榮血不足，故不可發汗。脉浮者，病在表，可發汗，宜麻黃湯。〔廿七〕浮為輕手得之，以候皮膚之氣。內經曰：其在皮者，汗而發之。脉浮而數者，可發汗，宜麻黃湯。〔廿八〕浮則傷衛，數則傷榮。榮衛受邪，為病在表，故當汗散。病常自汗出者，此為榮氣和，榮氣和者，外不諧，以衛氣不共榮氣和諧故爾。以榮行脉中，衛行脉外。復發其汗，榮衛和則愈。宜桂枝湯。〔廿九〕風則傷衛，寒則傷榮。衛受風邪而榮不病者，為榮氣和也。衛既客邪則不

仲景全書　卷三　八　肯

能與榮氣和諧，亦不能衛護皮腠，是以常自汗出。與桂枝湯解散風邪，調和榮衛則愈。病人藏無他病，時發熱，自汗出而不愈者，此衛氣不和也。先其時發汗則愈，宜桂枝湯主之。〔卅〕藏無他病，裏和也。衛氣不和，表病也。外臺云：裏和表病，汗之則愈。所謂先其時者，先其發熱汗出之時，發汗則愈。傷寒，脉浮緊，不發汗，因致衄者，麻黃湯主之。〔卅一〕傷寒脉浮緊，邪在表也，當與麻黃湯發汗。若不發汗，則邪無從出，擁甚于經，迫血妄行，因致衄也。傷寒不大便六七日，頭痛有熱者，與承氣湯。其小便清者，知不在裏，仍在表也，當須發汗。若頭痛者必衄，宜桂枝湯。〔卅二〕不大便六七日，頭痛有熱者，故宜當下。若小便清者，知裏無熱，則不可下。經曰：小便數者，大便必鞕，不更衣十日無所苦也。況此不大便六七日，小便清者，不可責邪在裏，是仍在表也，與桂枝湯以解外。若頭疼不已，為表不罷，鬱甚于經，迫血妄行，上為衄也。傷寒發汗解半日許，復煩，脉浮數者，可更發汗，宜桂枝湯主之。〔卅三〕煩者，熱也。發汗身涼為已解，至半日許，身復熱，脉浮數者，邪不盡也，可更發汗，與桂枝湯。凡病若發汗、若吐、若下、若亡津液，陰陽自和者，必自愈。重亡津液，則不能作汗，必待陰陽自和，乃自愈矣。大下之後，復發汗，小便不利者，亡津液故也。勿治之，得小便利必自愈。因亡津液而小便不利者，不可以藥利之，俟津液足，小便利，必自愈也。下之後，復發汗，必振寒，脉微細，所以然者，以內外俱虛故也。發汗則表虛而亡陽，下之則裏虛而亡血。振寒者，陽氣微也；脉微細者，陰血弱。下之後，復發汗，晝日煩躁不得眠，夜而安靜，不嘔不渴，無

仲景全書　卷三　九　其

表證，脉沉微，身無大熱者，乾薑附子湯主之。〔卅四〕下之虛其裏，汗之虛其表，既下又汗，則表裏俱虛。陽王於晝，陽欲復，虛不勝邪，正邪交爭，故晝日煩燥不得眠。夜陰為主，陽虛不能與之爭，是夜則安靜。不嘔不渴者，裏無熱也；身無大熱者，表無熱也。又無表證而脉沉微，知陽氣大虛，陰寒氣勝，與乾薑附子湯，退陰復陽。

乾薑附子湯方

乾薑壹兩，味辛熱　附子壹枚，生用，去皮，破，捌片，味辛熱

內經曰：寒淫所勝，平以辛熱。虛寒太甚，是以辛熱劑勝之也。

右貳味，以水叁升，煑取壹升，去滓，頓服。

發汗後，身疼痛，脉沉遲者，桂枝加芍藥生姜各壹兩人參叁兩新加湯主之。〔卅五〕汗後身疼痛，邪氣未盡也。脉沉遲，榮血不

足也。經曰：其脉沉者，榮氣微也。又曰：遲者，榮氣不足，血少故也。與桂枝湯以解未盡之邪，加芍藥、生姜、人參以益不足之血。

發汗後，不可更行桂枝湯，汗出而喘，無大熱者，可與麻黄杏仁甘草石膏湯主之。〔三十六〕發汗後，喘當作桂枝加厚朴杏仁湯。汗出則喘愈，今汗出而喘，為邪氣擁甚。桂枝湯不能發散，故不可更行桂枝湯。汗出而喘，有大熱者，内熱氣甚也；無大熱者，表邪必甚也。與麻黄杏仁甘草石膏湯以散其邪。

麻黄杏仁甘草石膏湯方

麻黄肆两，去節，味甘温　杏仁伍拾箇，去皮尖，味甘温

甘草貳两，炙，味甘平　石膏半觔，碎，綿裹，味甘寒

内經曰：肝苦急，急食甘以緩之。風氣通於肝，風邪外甚，故以純甘之劑發之。

右肆味，以水柒升，先煑麻黄，减貳升，去上沫，内諸藥，煑取貳升，去滓，温服壹升。本云黄耳柸。

發汗過多，其人叉手自冒心，心下悸，欲得按者，桂枝甘草湯主之。〔三十七〕發汗過多，亡陽也。陽受氣於胷中，胷中陽氣不足，故病叉手自冒心。心下悸欲得按者，與桂枝甘草湯以調不足之氣。

桂枝甘草湯方

桂枝肆两，去皮，味辛熱　甘草貳两，炙，味甘平

桂枝之辛，走肺而益氣；甘草之甘，入脾而緩中。

右貳味，以水叁升，煑取壹升，去滓，頓服。

發汗後，其人臍下悸者，欲作奔豚，茯苓桂枝甘草大棗湯主之。〔三十八〕汗者，心之液。發汗後，臍下悸者，心氣虚而腎氣發動也。腎之積名曰奔豚。發則從少腹上至心下，為腎氣逆，欲上凌心。今臍下悸，為腎氣發動，故云欲作奔豚。與茯苓桂枝甘草大棗湯以降腎氣。

茯苓桂枝甘草大棗湯方

茯苓半斤，味甘平　甘草貳两，炙，味甘平　大棗拾伍枚，擘，味甘平

桂枝肆两，去皮

茯苓以伐腎邪，桂枝能泄奔豚，甘草、大棗之甘，滋助脾土，以平腎氣。煎用甘爛水者，揚之無力，取不助腎氣也。

右肆味，以甘爛水壹斗，先煑茯苓，减貳升，内諸藥，煑取叁升，去滓，温服壹升，日叁服。作甘爛水法：取水貳斗，置大盆内，以杓揚之，水上有珠子伍陸千顆相逐，取用之。

發汗後，腹脹滿者，厚朴生薑甘草半夏人參湯主之。〔三十九〕吐後腹脹與下後腹滿，皆為實，言邪氣乘虚入裏為實。發汗後，外已解也。腹脹滿，知非裏實，由脾胃津液不足，氣濇不通，壅而為滿，與此湯和脾胃而降氣。

厚朴生薑甘草半夏人參湯方

厚朴半斤，去皮，炙，味苦温　生薑半斤，切，味辛温　半夏半升，洗，味辛平　人參壹两，味温　甘草貳两，炙，味甘平

内經曰：脾欲緩，急食甘以緩之；用苦泄之。厚朴之苦，以泄腹滿；人參、甘草之甘，以益脾胃；半夏、生薑之辛，以散滞氣。

右伍味以水壹斗煑取叁升去滓温服壹升日叁服

傷寒若吐若下後心下逆滿氣上衝胷起則頭眩脉沉緊發汗則動經身為振振揺者茯苓桂枝白朮甘草湯主之【三十】吐下後裏虚氣上逆者心下逆滿氣上衝胷表虚陽不足起則頭眩脉浮緊為邪在表當發汗脉沉緊為邪在裏則不可發汗發汗則外動經絡損傷陽氣陽氣外虚則不能主持諸脉身為振振揺也與此湯以和經益陽

茯苓桂枝白朮甘草湯方

茯苓肆兩味甘平　桂枝叁兩去皮味辛熱　白朮貳兩味苦甘温　甘草貳兩炙味甘平

右肆味以水陸升煑取叁升去滓分温叁服　陽不足者補之以甘茯苓白朮生津液而益陽也裏氣逆者散之以辛桂枝甘草行陽散氣

發汗病不解反惡寒者虚故也芍藥甘草附子湯主之【三十一】發汗病解則不惡寒發汗病不解表實者亦不惡寒今發汗病且不解又反惡寒者榮衛俱虚也汗出則榮虚惡寒則衛虚與芍藥甘草附子湯以補榮衛

芍藥甘草附子湯方

芍藥叁兩味酸微寒　甘草叁兩炙味甘平　附子壹枚炮去皮破捌片味辛熱

芍藥之酸收斂津液而益榮附子之辛熱固陽氣而補衛甘草之甘調和辛酸而安正氣

右叁味以水伍升煑取壹升伍合去滓分温服　疑非仲景意

發汗若下之病仍不解煩躁者茯苓四逆湯主之【三十二】發汗若下病宜解也若病仍不解則發汗外虚陽氣下之内虚陰氣陰陽俱虚邪獨不解故生煩躁與茯苓四逆湯以復陰陽之氣

茯苓四逆湯方

茯苓陸兩味甘平　人参壹兩味甘温　附子壹枚生用去皮破捌片味辛熱　甘草貳兩炙味甘平　乾薑壹兩半味辛熱

四逆湯以補陽加茯苓人参以益陰

右伍味以水伍升煑取叁升去滓温服柒合日叁服

發汗後惡寒者虚故也不惡寒但熱者實也當和胃氣與調胃承氣湯【三十三】汗出而惡寒者表虚也汗出而不惡寒但熱者裏實也經曰汗出不惡寒者此表解裏未和與調胃承氣湯和胃氣

太陽病發汗後大汗出胃中乾煩躁不得眠欲得飲水者少少與飲之令胃氣和則愈若脉浮小便不利微熱消渴者與五苓散主之【三十四】發汗已解胃中乾煩躁不得眠欲飲水者少少與之胃氣得潤則愈若脉浮者表未解也飲水多而小便少者謂之消渴裏熱甚實也微熱消渴者熱未成實上焦燥也與五苓散生津液和表裏

五苓散方

猪苓拾捌銖味甘平去皮　澤瀉壹兩陸銖半味酸鹹　茯苓拾捌

銖味甘平　桂半兩去皮味辛熱　白术拾捌銖味甘平

淡者，一也。口入一而為甘，甘甚而反淡，甘緩而淡滲。猪苓、白术、茯苓三味之甘，潤虛燥而利津液。鹹味下泄為陰，澤瀉之鹹以泄伏水。辛甘發散為陽，桂枝之辛甘以和肌表。

右伍味為末，以白飲和服方寸匕，日叁服，多飲暖水，汗出愈。

發汗已，脉浮數，煩渴者，五苓散主之。〔三五〕發汗已，脉浮數者，表邪未盡也。煩渴，亡津液，胃燥也。與五苓散和表潤燥。

傷寒汗出而渴者，五苓散主之；不渴者，茯苓甘草湯主之。〔三六〕傷寒汗出而渴者，亡津液，胃燥，邪氣漸傳裏也，五苓散以和表裏。若汗出不渴者，邪氣不傳裏，但在表而表虛也，與茯苓甘草湯和表合衛。

茯苓甘草湯方

茯苓貳兩味甘平　桂枝貳兩去皮味辛熱　生薑叁兩切味辛溫　甘草壹兩炙味甘平

茯苓甘草之甘，益津液而和衛；桂枝、生薑之辛，助陽氣而解表。

右肆味，以水肆升，去滓，分溫叁服。

中風發熱，六七日不解而煩，有表裏證，渴欲飲水，水入則吐者，名曰水逆，五苓散主之。〔三七〕中風發熱，至六七日，則當解；若不解，煩者，邪在表也。渴欲飲水，邪傳裏也。裏熱甚則能飲水，水入則不吐；裏熱少則不能消水，停積不散，飲而吐水也。以其因水而吐，故名水逆。與五苓散和表裏，散停飲。

未持脉時，病人手叉自冒心，師因教試令欬，而不欬者，此必兩耳聾無聞也。所以然者，以重發汗，虛故如此。發汗多，亡陽，胷中陽氣不足者，病人手叉自冒心。師見外證，知陽氣不足也；又試令欬而不即欬者，耳聾也，知陽氣虛明矣。耳聾者，陽氣虛，精氣不得上通於耳故也。

發汗後，飲水多，必喘；以水灌之，亦喘。喘，肺疾。飲水多喘者，飲冷傷肺也；以冷水灌洗而喘者，形寒傷肺也。

發汗後，水藥不得入口為逆；若更發汗，必吐下不止。發汗後，水藥不得入口，為之吐逆。發汗亡陽，胃中虛冷也。若更發汗，則愈損陽氣，胃氣太虛，故吐下不止。

發汗吐下後，虛煩不得眠；若劇者，必反覆顛倒，心中懊憹，梔子豉湯主之。〔三八〕發汗吐下後，邪熱乘虛客於胷中，謂之虛煩者，熱也。胷中煩熱，鬱悶而不得發散者是也。熱氣伏於裏者，則喜睡；今熱氣浮於上，煩擾陽氣，故不得眠。心惡熱，熱甚則必神昏，是以劇者反覆顛倒而不安，心中懊憹而憒悶。懊憹

者，俗謂鶻突是也。內經曰：其高者因而越之。與梔子豉湯以吐胷中之邪。

梔子豉湯方

梔子拾肆枚擘味苦寒　香豉肆合綿裹味苦寒

酸苦湧泄為陰，苦以湧吐，寒以勝熱，梔子豉湯相合，吐劑宜矣。

右貳味，以水肆升，先煑梔子得貳升半，內豉，煑取壹升半，去滓，分為貳服，溫進壹服，得吐者，止後服。

若少氣者，梔子甘草豉湯主之；若嘔者，梔子生薑豉湯主之。少氣者，熱傷氣也，加甘草以益氣；嘔者，熱煩而氣逆也，加生薑以散氣。少氣，則氣為熱搏散而不收者，甘以補之可也；嘔，則氣為熱搏逆而不散者，辛以散之可也。

發汗若

下之而煩熱胷中窒者梔子豉湯主之【七十八】陽受氣於胷中發汗若下使陽氣不足邪熱客於胷中結而不散故煩熱而胷中窒塞與梔子豉湯以吐胷中之邪

傷寒五六日大下之後身熱不觧心中結痛者未欲觧也梔子豉湯主之【七十九】傷寒五六日邪氣在裏之時若大下後身熱去心胷空者為欲觧若大下後身熱去而心結痛者結胷也身熱不去心中結痛者虛煩也結胷為熱結胷中為實是熱氣已収斂於內則外身熱去虛煩為熱客胷中未結為熱散漫為煩是以身熱不去六七日為欲觧之時以熱為虛煩故云未欲觧也與梔子豉湯以吐除之

傷寒下後心煩腹滿卧起不安者梔子厚朴湯主之【八十】下後但腹滿而不心煩即邪氣入裏為裏實但心煩而不腹滿即邪氣在胷中為虛煩既煩且滿則邪氣壅於胷腹間也滿則不能坐煩則不能卧故卧起不安與梔子厚朴湯吐煩泄滿

梔子厚朴湯方

梔子拾肆枚擘 味苦寒　厚朴肆兩薑炙 味苦温　枳實肆枚水浸去穰炒 味苦寒

酸苦湧泄梔子之苦以湧虛煩厚朴枳實之苦以泄腹滿

已上叁味以水叁升半煑取壹升半去滓分貳服温進壹服得吐者止後服

傷寒醫以丸藥大下之身熱不去微煩者梔子乾薑湯主之【八十一】丸藥不能除熱但損正氣邪氣乘虛畱於胷中而未入深者則身熱不去而微煩與梔子乾薑湯吐煩益正氣

梔子乾薑湯方

梔子拾肆枚擘 味苦寒　乾薑貳兩切 味辛熱

苦以湧之梔子之苦以吐煩辛以潤之乾薑之辛以益氣

右貳味以水叁升半煑取壹升半去滓分貳服温進壹服得吐者止後服

凡用梔子湯病人舊微溏者不可與服之病人舊微溏者裏虛而寒在下也雖煩則非蘊熱故不可與梔子湯內經曰先泄而後生他病者治其本必且調之後乃治其他病

太陽病發汗汗出不觧其人仍發熱心下悸頭眩身瞤動振振欲擗地者真武湯主之【八十二】發汗不觧仍發熱邪氣未觧也心下悸頭眩身瞤動振振欲擗地者汗出亡陽也裏虛為悸上虛為眩經虛為身瞤振振搖與真武湯主之温經復陽

咽喉乾燥者不可發汗津液不足也

淋家不可發汗發汗必便血膀胱裏熱則淋反以湯藥發汗亡耗津液增益客熱膀胱虛燥必小便血

瘡家雖身疼痛不可發汗發汗則痓表虛聚熱則生瘡瘡家身疼如傷寒不可發汗發汗則表氣愈虛熱勢愈甚生風故變痓也

衂家不可發汗汗出必額上陷脉急緊直視不能眴不得眠衂者上焦亡血也若發汗則上焦津液枯竭經絡乾澁故額上陷脉急緊諸脉者皆屬於目筋脉緊急則牽引其目故直視不能眴眴瞬合目也針經曰陰氣虛則目不瞑亡血為陰虛是以不得眠也

亡血家不可發汗發汗則寒慄而振針經曰奪血者無汗奪汗者無血亡血發汗則陰陽俱虛故寒慄而振搖

汗家重發汗必恍惚心亂小便已陰疼與禹餘粮丸闕【八十三】汗者心之液汗家重發汗則心虛恍惚心亂奪汗則無水故小便已陰中疼

病人有寒復

發汗。胃中冷。必吐蚘。病人有寒。則當溫散。反發汗。損陽氣。胃中冷。必吐蚘也。

本發汗。而復下之。此為逆也。若先發汗。治不為逆。本先下之。而反汗之。為逆。若先下之。治不為逆。病在表者。汗之為宜。下之為逆。病在裏者。下之為宜。汗之為逆。經曰。陽盛陰虛。汗之則死。下之則愈。陽虛陰盛。汗之則愈。下之則死。

傷寒。醫下之。續得下利。清穀不止。身疼痛者。急當救裏。後身疼痛。清便自調者。急當救表。救裏宜四逆湯。救表宜桂枝湯。【罒】傷寒。下之。續得下利清穀不止。身疼痛者。急當救裏者。以裏氣不足。必先救之。急與四逆湯。得清便自調。知裏氣已和。然後急與桂枝湯。以救表。身疼者。表邪也。內經曰。病發而不足。標而本之。先治其標。後治其本。此以寒為本也。

病發熱頭痛。脈反沉。若不差。身體疼痛。當救其

裏。宜四逆湯。發熱頭痛。表病也。脈反沉者。裏脈也。經曰。表有病者。脈當浮大。今脈反沉遲。故知愈也。見表病而得裏脈。則當差。若不差。為內虛寒甚也。與四逆湯。救其裏。

太陽病。先下之而不愈。因復發汗。以此表裏俱虛。其人因致冒。冒家汗出自愈。所以然者。汗出表和故也。裏未和。然後復下之。冒者。鬱也。下之則裏虛而亡血。汗之則表虛而亡陽。表裏俱虛。寒氣怫鬱。其人因致冒。金匱要略曰。亡血復汗。寒多。故令鬱冒。汗出則怫鬱之邪得解。則冒愈。金匱要略曰。冒家欲解。必大汗出。汗出表和而裏未和者。然後復下之。

太陽病。未解。脈陰陽俱停。必先振慄。汗出而解。但陽脈微者。先汗出而解。但陰脈微者。下之而解。若欲下之。宜調胃承氣湯主之。【罒】陰陽脈俱停。無偏勝者。陰陽氣和也。經曰。寸口。關上。尺中。三處大小浮沉遲數同等。此脈陰陽為和平。雖劇當愈。今陰陽既和。必先振慄。汗出而解。但陽脈微者。陽不足而陰有餘也。經曰。陽虛陰盛。汗之則愈。陰脈微者。陰不足而陽有餘也。經曰。陽盛陰虛。下之則愈。

太陽病。發熱汗出者。此為榮弱衛強。故使汗出。欲救邪風者。宜桂枝湯。【罒】太陽中風。風并於衛。則衛實而榮虛。榮者陰也。衛者陽也。發熱汗出。陰弱陽強也。內經曰。陰虛者。陽必湊之。故少氣時熱而汗出。與桂枝湯。解散風邪。調和榮衛。

傷寒五六日。中風。往來寒熱。胷脇苦滿。默默不欲飲食。心煩喜嘔。或胷中煩而不嘔。或渴。或腹中痛。或脇下痞鞕。或心下悸。小便不利。或不渴。身有微熱。或欬者。與小柴胡湯主之。【罒】病有在表者。有在裏者。有在表裏之間者。此邪氣在表裏之間。謂之半表半裏證。五六日。邪氣自表傳裏之時。中風者。或傷寒

至五六日也。玉函曰。中風五六日。傷寒往來寒熱。即是或中風。或傷寒。非是傷寒再中風。中風復傷寒也。經曰。傷寒中風。有柴胡證。但見一證便是。不必悉具者。正是謂或中風或傷寒也。邪在表則寒。邪在裏則熱。今邪在半表半裏之間。未有定處。是以寒熱往來也。邪在表。則心腹不滿。邪在裏。則心腹脹滿。今止言胷脇苦滿。知邪氣在表裏之間。未至於心腹滿。言胷脇苦滿。知邪氣在表裏也。默默靜也。邪在表。則呻吟不安。邪在裏。則煩悶亂。內經曰。陽入之陰則靜。默默者。邪方自表之裏。在表裏之間也。邪在表。則能食。邪在裏。則不能食。不欲食者。邪在表裏之間。未至於必不能食也。邪在表。則不煩不嘔。邪在裏。則煩滿而嘔。煩喜嘔者。邪在表方傳裏也。邪初入裏。未有定處。則所傳不一。故有或為之證。有柴胡證。但見一證便是。即是此或為之證。

小柴胡湯方

柴胡 半斤味苦微寒　黃芩 叄兩味苦寒　人參 叄兩味甘溫

甘草叁兩 味甘平　半夏半斤洗 味辛温　生薑叁兩切 味辛温

大棗拾貳枚擘 味甘温

內經曰熱淫於內以苦發之柴胡黄芩之苦以發傳邪之熱裏不足者以甘緩之人參甘草之甘以緩中和之氣邪半入裏則裏氣逆辛以散之半夏以除煩嘔邪在半表則榮衛爭之辛甘解之薑棗以和榮衛

右柒味以水壹斗貳升煑取陸升去滓再煎取叁升温服壹升日叁服　後加減法

若胷中煩而不嘔去半夏人參加栝蔞實壹枚 胷中煩而不嘔熱聚而氣不逆也甘者令人中滿方熱聚無用人參之補辛散逆氣既不嘔無用半夏之辛温熱宜寒療聚宜苦栝蔞實苦寒以泄胷中蘊熱 若渴者去半夏加人參合前成肆兩半栝蔞根肆兩 半夏燥津液非渴者所宜人參甘而潤栝蔞根苦而凉徹熱生津二物為當 若腹中痛者去黄芩加芍藥叁兩 去黄芩惡寒中加芍藥以通壅 若脇下痞鞕去大棗加牡蠣肆兩 甘令人中滿痞者去大棗之甘鹹以耎之痞鞕者加牡蠣之鹹 若心下悸小便不利者去黄芩加茯苓肆兩 飲而水畜不行為悸小便不利內經曰腎欲堅急食苦以堅腎則水益堅故去黄芩淡味滲泄為陽茯苓甘淡以泄伏水 若不渴外有微熱者去人參加桂叁兩温覆取微汗愈 不渴者裏和也故去人參外有微熱表未解也加桂以發汗 若欬者去人參大棗生薑加五味子半升乾薑貳兩 欬者氣逆也甘則壅氣故去人參大棗內經曰肺欲收急食酸以收之五味子之酸以收逆氣肺寒則欬散以辛熱故易生薑以乾薑之熱也

血弱氣盡腠理開邪氣因入與正氣相搏結於脇下正邪分爭往來寒熱休作有時默默不欲飲食藏府相連其痛必下邪高痛下故使嘔也小柴胡湯主之〔九十七〕 人之氣血隨時盛衰當月郭空之時則為血弱氣盡腠理開踈之時也邪氣乘虛傷人則深鍼經曰月郭空則海水東盛人血氣虛衛氣去形獨居肌肉減皮膚緩腠理開毛髮殘膲理薄垢落當是時遇賊風則其入深者是矣邪因正虛自表之裏而結於脇下與正分爭作往來寒熱默默不欲飲食此為自外之內經絡與藏府相連氣隨經必傳於裏故曰其痛下痛一作病邪在上焦為邪高邪漸傳裏為痛下裏氣與邪氣相搏逆而上行故使嘔也與小柴胡湯以解半表半裏之邪

服柴胡湯已渴者屬陽明也以法治之 服小柴胡湯表邪已而渴裏邪傳於陽明也以陽明治之

得病六七日脉遲浮弱惡風寒手足温醫二三下之不能食而脇下滿痛面目及身黄頸項強小便難者與柴胡湯後必下重本渴而飲水嘔者柴胡湯不中與也食穀者噦 得病六七日脉遲浮弱惡風寒手足温則邪氣在半表半裏未為實反二三下之虛其胃氣損其津液邪蘊於裏故不能食而脇下滿痛胃虛為熱蒸之熏發於外面目及身悉黄也頸項強者表仍未解也小便難者內亡津液雖本柴胡湯證然以裏虛下焦氣澁而小便難若與柴胡湯又走津液後必下重也不因飲水而嘔者柴胡湯證若本因飲而嘔者水停心下也金匱要畧曰先渴却嘔者為水停心下此屬飲家飲水者水停而嘔食穀者物聚而噦皆非小柴胡湯所宜二者皆柴胡湯之戒不可不識

傷寒四五日身熱惡風頸項強脇下滿手足温而渴者小柴胡湯主之〔九十八〕 身熱惡風頸項強者表未解也脇下滿而

渴者，裏不和也。邪在表，則手足通熱；邪在裏，則手足厥寒。今手足溫者，知邪在表裏之間也。與小柴胡湯以解表裏之邪。

傷寒陽脉濇，陰脉弦，法當腹中急痛者，先與小建中湯；不差者，與小柴胡湯主之。【圣】脉陽濇，陰弦，而腹中急痛者，當作裏有虛寒治之，與小建中湯，溫中散寒。若不差者，非裏寒也，必由邪氣自表之裏，裏氣不利所致，與小柴胡湯。去黃芩，加芍藥，以除傳裏之邪。

小建中湯方

桂枝叁兩去皮 味辛熱　甘草叁兩炙 味甘平　大棗拾貳枚擘 味甘溫

芍藥陸兩 味酸微寒　生薑貳兩切 味辛溫　膠飴壹升 味甘溫

建中者，建脾也。內經曰：脾欲緩，急食甘以緩之。膠飴、大棗、甘草之甘，以緩中也。辛，潤散也。榮衛不足，潤而散之。桂枝、生薑之辛，以行榮衛。酸，收也，泄也。正氣虛弱，收而行之。芍藥之酸，以收正氣。

右陸味，以水柒升，煑取叁升，去滓，內膠飴，更上微火消解，溫服壹升，日叁服。嘔家不可用建中湯，以甜故也。

傷寒中風，有柴胡證，但見一證便是，不必悉具。柴胡證，是邪氣在表裏之間也。或胷中煩而不嘔，或渴，或腹中痛，或脇下痞鞕，或心下悸、小便不利，或不渴、身有微熱，或欬，但見一證，便宜與柴胡湯治之，不必待其證候全具也。凡柴胡湯病證而下之，若柴胡證不罷者，復與柴胡湯，必蒸蒸而振，却發熱汗出而解。邪在半表半裏之間，為柴胡證，即未作裏實，醫便以藥下之，若柴胡證仍在者，雖下之，不為逆，可復與柴胡湯以和解之。得湯，邪氣還表者，外作蒸蒸而熱，先經下，裏虛，邪氣欲出，內則振振然也。正氣勝，陽氣生，却復發熱，汗出而解也。

傷寒二三日，心中悸而煩者，小建中湯主之。【圣】傷寒二三日，邪氣在表，未當傳裏之時，心中悸而煩，是非邪氣搏所致。心悸者，氣虛也；煩者，血虛也。以氣血內虛，與小建中湯，先建其裏。

太陽病，過經十餘日，反二三下之，後四五日，柴胡證仍在者，先與小柴胡湯。嘔不止，心下急，鬱鬱微煩者，為未解也，與大柴胡下之則愈。【圣】日數過多，累經攻下，而柴胡證不罷者，亦須先與小柴胡湯，以解其表。經曰：凡柴胡湯疾證而下之，若柴胡證不罷者，復與柴胡者是也。嘔止者，表裏和也。若嘔不止，鬱鬱微煩者，裏熱已甚，結於胃中也，與大柴胡湯下其裏熱則愈。

大柴胡湯方

柴胡半斤 味甘平　黃芩叁兩 味苦寒　芍藥叁兩 味酸微寒

半夏半升洗 味辛溫　生薑伍兩切 味辛溫　枳實肆枚炙 味苦寒

大棗拾貳枚擘 甘溫　大黃貳兩 味苦寒

柴胡、黃芩之苦，入心而折熱；枳實、芍藥之酸苦，湧泄而扶陰。辛者，散也，半夏之辛，以散逆氣。辛甘，和也，薑棗之辛甘，以和榮衛。

右柒味，以水壹斗貳升，煑取陸升，去滓，再煎，溫服壹升，日叁服。壹方加大黃貳兩；若不加大黃，恐不為大柴胡湯也。

傷寒十三日不解，胷脇滿而嘔，日晡所發潮熱，已而微利此本柴胡證下之而不得利今反利者知醫以丸藥下之非其治也潮熱者實也先宜小柴胡湯以解外後以柴胡加芒消湯主之【一百四】（傷寒十三日再傳經盡當解之時也若不解胷脇滿而嘔者邪氣猶在表裏之間此為柴胡湯證若以柴胡湯下之則更無潮熱自利醫反以丸藥下之虛其腸胃邪熱乘虛入府日晡所發潮熱熱已而利也潮熱雖為熱實然胷脇之邪未已故先與小柴胡湯以解外後以柴胡加芒消以下胃熱）

傷寒十三日不解過經譫語者以有熱也當以湯下之若小便利者大便當鞕而反下利脉調和者知醫以丸藥下之非其治也若自下利者脉當微厥今反和者此為內實也調胃承氣湯主之【一百五】（傷寒十三日再傳經盡謂之過經譫語者陽明胃熱也當以諸承氣湯下之若小便利者津液漏滲大便當鞕反下利者知醫以丸藥下之也下利脉微而厥者虛寒也今脉調和則非虛寒由腸虛胃熱協熱而利也與調胃承氣湯以下胃熱）

太陽病不解熱結膀胱其人如狂血自下下者愈其外不解者尚未可攻當先解外外解已但少腹急結者乃可攻之宜桃核承氣湯【一百六】（太陽膀胱經也太陽經邪熱不解隨經入府為熱結膀胱其人如狂者為未至於狂但不寧爾經曰其人如狂者以熱在下焦太陽多熱熱在膀胱必與血相搏若血不為畜為熱迫之則血自下血下則熱隨血出而愈若血不下者則血為熱搏畜積於下而少腹急結乃可攻之與桃核承氣湯下熱散血內經曰從外之內而盛於內者先治其外後調其內此之謂也）

桃核承氣湯方

桃仁伍拾箇去皮尖味甘平　桂枝貳兩去皮味辛熱　大黄肆兩

芒消貳兩　甘草貳兩炙

（甘以緩之辛以散之少腹急結緩以桃仁之甘下焦畜血散以桂枝辛熱之氣寒以取之熱甚搏血故加三物於調胃承氣湯中也）

右伍味以水柒升煑取貳升半去滓內芒消更上火微沸下火先食溫服伍合日叁服當微利

傷寒八九日下之胷滿煩驚小便不利譫語一身盡重不可轉側者柴胡加龍骨牡蠣湯主之【一百七】（傷寒八九日邪氣已成熱而復傳陽經之時下之虛其裏而熱不除胷滿而煩者陽熱客於胷中也驚者心惡熱而神不守也小便不利者裏虛津液不行也譫語者胃熱也一身盡重不可轉側者陽氣內行於裏不營於表也與柴胡湯以除胷滿而煩加龍骨牡蠣鉛丹收斂神氣而鎮驚加茯苓以行津液利小便加大黄以逐胃熱止譫語加桂枝以行陽氣而解身重錯雜之邪斯悉愈矣）

柴胡加龍骨牡蠣湯方

半夏貳合洗　大棗陸枚　柴胡肆兩　生薑壹兩半

人參壹兩半　龍骨壹兩半　鉛丹壹兩半

桂枝壹兩半去皮　茯苓壹兩半　大黄貳兩

牡蠣壹兩半熬

右拾壹味以水捌升煑取肆升內大黄切如碁子更煑壹貳沸去滓溫服壹升

傷寒腹滿譫語寸口脉浮而緊此肝乘脾也名曰

縱刺期門。〔五十八〕腹滿讝語者，脾胃疾也。浮而緊者，肝脈也。脾病見肝脈，木行乘土也。經曰：水行乘火，木行乘土，名曰縱。此其類矣。期門者，肝之募，刺之以瀉肝經盛氣。

傷寒發熱，嗇嗇惡寒，大渴欲飲水，其腹必滿，自汗出，小便利，其病欲解，此肝乘肺也，名曰橫，刺期門。〔五十九〕傷寒發熱，嗇嗇惡寒，肺病也。大渴欲飲水，肝氣勝也。玉函曰：作大渴欲飲酢漿。是知肝氣勝也。傷寒欲飲水者愈，若不愈而腹滿者，此肝行乘肺，水不得行也。經曰：木行乘金，名橫。刺期門，以瀉肝之盛氣，肝肺氣平，水散而津液得通，外作自汗出，內為小便利而解也。

太陽病二日，反躁，凡熨其背而大汗出，大熱入胃，胃中水竭，躁煩，必發讝語，十餘日振慄自下利者，（一本下利二字作汗）者此為欲解也。故其汗從腰已下不得汗，欲小便不得，反嘔，欲失溲，足下惡風，大便鞕，小便當數而反不數，及不多，大便已，頭卓然而痛，其人足心必熱，穀氣下流故也。太陽病二日，則邪在表，不當發躁，而反躁者，熱氣行於裏也。反熨其背而發汗，大汗出則胃中乾燥，火熱入胃，胃中燥熱，躁煩而讝語。至十餘日，振慄自下利者，火邪勢微，陰氣復生，津液得復也，故為欲解。火邪去，大汗出則愈。若從腰以下不得汗，則津液不得下通，故欲小便不得，熱氣上逆而反嘔也。欲失溲，足下惡風者，氣不得通於下而虛也。津液偏滲，令大便鞕者，小便當數。經曰：小便數者，大便必鞕也。此以火熱內燥，津液不得下通，故小便不數，及不多也。若火熱消，津液和，則結鞕之便得潤，因自大便也。便已，頭卓然而痛者，先大便鞕，則陽氣不得下通，既得大便，則陽氣降下，頭中陽虛，故卓然而痛。穀氣者，陽氣也。先陽氣不通於下之時，足下惡風，今陽氣得下，故足心熱也。

太陽病中風，以火劫發汗，邪風被火熱，血氣流溢，失其常度，兩陽相熏灼，其身發黃。陽盛則欲衄，陰虛則小便難。陰陽俱虛竭，身體則枯燥，但頭汗出，劑頸而還，腹滿微喘，口乾咽爛，或不大便，久則讝語，甚者至噦，手足躁擾，捻衣摸床，小便利者，其人可治。風為陽邪，因火熱之氣，則邪風愈甚，迫於血氣，使血氣流溢，失其常度。風與火氣，謂之兩陽。兩陽相熏灼，熱發於外，必發身黃。若熱搏於經絡，為陽盛外熱，迫血上行，必衄；熱搏於內者，為陰虛內熱，必小便難。若熱消血氣，血氣少，為陰陽俱虛。血氣虛少，不能榮於身體，為之枯燥。三陽經絡至頸，三陰至胸中而還，但頭汗出，劑頸而還者，熱氣炎上，搏陽而不搏於陰也。內經曰：諸脹腹大，皆屬於熱。腹滿微喘者，熱氣內鬱也。內經曰：火氣內發，上為口乾咽爛者，火熱上熏也。熱氣上而不下者，則大便不鞕，若熱氣下入胃，消耗津液，則大便鞕，故云或不大便。久則胃中躁熱，必發讝語。內經曰：病深者，其聲噦。火氣大甚，正氣逆亂則噦。內經曰：四肢者，諸陽之本也。陽盛則四肢實，火熱大甚，故手足躁擾，捻衣摸床，擾亂也。小便利者，為火未劇，津液未竭，而猶可治也。

傷寒脈浮，醫以火迫劫之，亡陽必驚狂，起臥不安者，桂枝去芍藥加蜀漆牡蠣龍骨救逆湯主之。〔六十〕傷寒脈浮，責邪在表，醫以火劫發汗，汗大出者，亡其陽。汗者，心之液，亡陽則心氣虛。心惡熱，火邪內迫，則心神浮越，故驚狂，起臥不安。與桂枝湯，解未盡表邪。去芍藥，以芍藥益陰，非亡陽所宜也。火邪錯逆，加蜀漆之辛以散之；陽氣亡脫，加龍骨牡蠣之澀以固之。本草云：澀可去脫，龍骨牡蠣之屬是也。

桂枝去芍藥加蜀漆龍骨牡蠣救逆湯方

桂枝（叁兩，去皮）　甘草（貳兩，炙）　生薑（叁兩，切）　牡蠣（伍兩，熬，味酸鹹）　龍骨（肆兩，味甘平）　大棗（拾貳枚，擘）　蜀漆

叁兩洗去腳味辛平

右為末以水壹斗貳升先煮蜀漆減貳升內諸藥煮取叁升去滓温服壹升。

形作傷寒其脉不弦緊而弱弱者必渴被火者必讝語弱者發熱脉浮解之當汗出愈。形作傷寒謂頭痛身熱也。脉不弦緊則無傷寒表脉也。經曰諸弱發熱則脉弱為裏熱故云弱者必渴若被火氣兩熱相合傳於胃中胃中躁煩必發讝語脉弱發熱者得脉浮為邪氣還表當汗出而解矣。

太陽病以火熏之不得汗其人必躁到經不解必清血名為火邪。此火邪迫血而血下行者也。太陽病用火熏之不得汗則熱無從出陰虛被火必發躁也。六日傳經盡至七日再到太陽經則熱氣當解若不解熱氣迫血下行必清血清廁也。

脉浮熱甚反灸之此為實實以虛治因火而動必咽燥唾血。此火邪迫血而血上行者也。脉浮熱甚為表實醫以脉浮為虛用火灸之因火氣動血迫血上行故咽燥唾血。

微數之脉慎不可灸因火為邪則為煩逆追虛逐實血散脉中火氣雖微內攻有力焦骨傷筋血難復也。微數之脉則為熱也。灸則除寒不能散熱是慎不可灸也。若反灸之熱因火則甚遂為煩逆灸本以追虛而復逐熱為實熱則傷血又加火氣使血散脉中氣主呴之血主濡之氣血消散不能濡潤筋骨致骨焦筋傷血散而難復也。

脉浮宜以汗解用火灸之邪無從出因火而盛病從腰以下必重而痺名火逆也。脉浮在表宜以汗解之醫以火灸取汗而不得汗邪無從出又加火氣相助則熱愈甚身半以上同天之陽身半以下同地之陰火性炎上則腰已下陰氣獨治故從腰以下必重而痺也。

欲自解者必當先煩乃有汗而解何以知之脉浮故知汗出解也。煩熱也。邪氣還表則為煩熱汗出而解以脉浮故為邪還表也。

燒針令其汗針處被寒核起而赤者必發奔豚氣從少腹上衝心者灸其核上各壹壯與桂枝加桂湯更加桂貳兩。[空] 燒針發汗則損陰血而驚動心氣針處被寒氣聚而成核心氣因驚而虛腎氣乘寒氣而動發為奔豚金匱要畧曰病有奔豚從驚發得之腎氣欲上乘心故其氣從少腹上衝心也。先灸核上以散其寒與桂枝加桂湯以泄奔豚之氣。

火逆下之因燒針煩躁者桂枝甘草龍骨牡蠣湯主之。[空] 先火為逆復以下除之裏氣因虛又加燒針裏虛而為火熱所煩故生煩躁與桂枝甘草龍骨牡蠣湯以散火邪。

桂枝甘草龍骨牡蠣湯方

桂枝壹兩　甘草貳兩　牡蠣熬貳兩　龍骨貳兩

辛甘發散桂枝甘草之辛甘也以發散經中火邪澀可去脫龍骨牡蠣之澀以收斂浮越之正氣。

右為末以水伍升煮取貳升半去滓温服捌合日叁服。

太陽傷寒者加温針必驚也。寒則傷榮榮氣微者加燒針則血留不行驚者温針損榮血而動心氣金匱要畧曰血氣少者屬於心。

太陽病當惡寒發熱今自汗出不惡寒發熱關上脉細數者以醫吐

之過也。一二日吐之者。腹中饑口不能食。三四日吐之者。不喜糜粥。欲食冷食。朝食暮吐。以醫吐之所致也。此為小逆。惡寒發熱為太陽表病。自汗出不惡寒發熱者。陽明證。本太陽表病。醫反吐之。傷動胃氣。表邪乘虛傳於陽明也。以關脉細數。知醫吐之所致。病一二日為表邪尚寒。而未成熱。吐之則表寒傳於胃中。胃中虛寒故腹中飢而口不能食。病三四日則表邪已傳成熱。吐之則表熱乘虛入胃。胃中虛熱。故不喜糜粥。欲食冷食。朝食暮吐也。朝食暮吐者。晨食入胃。胃虛不能尅化。即知至暮。胃氣行裏。與邪氣相搏。則胃氣反逆。而以胃氣尚在。故止云小逆。

太陽病吐之。但太陽病當惡寒。今反不惡寒。不欲近衣。此為吐之內煩也。太陽表病。醫反吐之。傷於胃氣。邪熱乘虛入胃。胃為邪熱內煩。故不惡寒。不欲近衣也。

病人脉數。數為熱。當消穀引食。而反

吐者。此以發汗令陽氣微。膈氣虛。脉乃數也。數為客熱。不能消穀。以胃中虛冷。故吐也。陽受氣於胷中。發汗外虛陽氣。是令陽氣微。膈氣虛也。數為熱。本熱則合消穀。客熱則不能消穀。因發汗外損陽氣。致胃中虛冷。故吐也。

太陽病過經十餘日。心下温温欲吐。而胷中痛。大便反溏。腹微滿。欝欝微煩。先此時自極吐下者。與調胃承氣湯。〔六十三〕若不爾者。不可與。但欲嘔。胷中痛。微溏者。此非柴胡證。以嘔。故知極吐下也。心下温温欲吐。胷中痛。當責邪熱客於胷中。大便反溏。腹微滿。則邪熱已下於胃也。日數雖多。若不經吐下。止是傳邪。亦未可下。當與柴胡湯以除上中二焦之邪。若曾吐下。傷損胃氣。胃虛則邪乘虛入胃為實。非柴胡湯所能去。與調胃承氣湯。下胃熱。以嘔。知胃氣先曾傷動也。

太陽病六七日。表證仍在。脉微而沉。反不結胷。其人發狂者。以熱在下焦。少腹當鞕滿。小便自利者。下血乃愈。所以然者。以太陽隨經。瘀熱在裏故也。抵當湯主之。〔六十四〕太陽。經也。膀胱。府也。此太陽隨經入府者也。六七日邪氣傳裏之時。脉微而沉。邪氣在裏之脉也。表證仍在者。則邪氣猶淺。當結於胷中。若不結於胷中。其人發狂者。熱結在膀胱也。經曰。熱結膀胱。其人如狂。此發狂則熱又深也。少腹鞕滿小便不利者。為無血也。小便自利者。血證諦也。與抵當湯以下畜血。

抵當湯方

水蛭 叁拾箇熬 味鹹苦寒

蝱蟲 叁拾箇熬去翅足 味苦微寒

桃仁 貳拾箇去皮尖 味苦甘平

大黃 叁兩酒浸 味苦寒

苦走血。鹹勝血。蝱蟲水蛭之鹹苦。以除畜血。甘緩結。苦泄熱。桃仁大黃之苦。以下結熱。

右肆味為末。以水伍升。煑取叁升。去滓。温服壹升。不下。再服。

太陽病身黃。脉沉結。少腹鞕。小便不利者。為無血也。小便自利。其人如狂者。血諦證也。抵當湯主之。〔六十五〕身黃脉沉結。少腹鞕。小便不利者。胃熱發黃也。可與茵陳湯。身黃脉沉結。少腹鞕。小便自利。其人如狂者。非胃中瘀熱。為熱結下焦。而為畜血也。與抵當湯以下畜血。

傷寒有熱。少腹滿。應小便不利。今反利者。為有血也。當下之。不可餘藥。宜抵當丸。〔六十六〕傷寒有熱。少腹滿。是畜血於下焦。若熱畜津液不通。則小便不利。其熱不畜津液行。小便自利者。乃為畜血。當與桃仁承氣湯。抵當湯下之。然此無身黃屎黑。

又無喜忘發狂。是未至於甚。故不可餘駃峻之藥也。可與抵當丸。小可下之也。

抵當丸方

水蛭 貳拾箇 味苦寒　蝱蟲 貳拾伍箇 味苦微寒　桃仁 貳拾箇去皮尖　大黄 叁两

右肆味。杵分為肆丸。以水壹升。煑壹丸。取柒合服之。晬時當下血。若不下者更服。

太陽病。小便利者。以飲水多。必心下悸。小便少者。必苦裏急也。飲水多而小便自利者。則水不内畜。但腹中水多。令心下悸。金匱要畧曰。食少飲多。水停心下。甚者則悸。飲水多而小便不利。則水畜於内而不行。必苦裏急也。

音釋

内諸藥 上音納　啜粥 上昌悅切 飲水也　協熱 上音挾　見風脉 上音現　漬 疾智切 漚也　蚘 音回 人腹中長蟲也　茈 音柴　瞑 音冥 視不明也　悸 其季切 心動也　人蔘 下音參　㕮咀 上音父 下才與切 㕮咀嚼也 剉如麻豆也　更衣 音庚 改也　沫 音末　懊憹 上於刀切 下奴刀切 又女江切 心亂也 懊憹痛悔聲　窒 陟栗切 塞也　擗 脾入切　瞤 音縣 目搖也　慄 音栗 懼也　藴 紆問切 積也　嘿 音墨 靜也　但見 下音現　飴 音怡 餳也　烝 諸仍切 火氣上行也　驀 音墓　滲 色蔭切　諦 音帝 審也　水蛭 音質　蝱 音盲　駃峻 上音决 下思俊切 嶮也

註解傷寒論方卷第三

吳門趙應期刻

註解傷寒論卷第四　仲景全書第十四

漢　長沙守　張仲景　述

晉　太醫令　王叔和　撰次

宋　聊攝人　成無已　註解

明　虞山人　趙開美　校句

辨太陽脉證并治下第七

問曰。病有結胷。有藏結。其狀何如。荅曰。按之痛。寸脉浮。關脉沉。名曰結胷也。何謂藏結。荅曰。如結胷狀。飲食如故。時時下利。寸脉浮。關脉小細沉緊。名曰藏結。舌上白胎滑者。難治。結胷者。邪結在胷。藏結者。邪結在藏。二者皆下後邪氣乘虚入裏所致。下後邪氣入裏。與陽相結者為結胷。以陽受氣於胷中故爾。與陰相結者為藏結。以陰受之。則入五藏故爾。與宜通而塞。故痛。邪結陽分。則陰氣不得上通。邪結陰分。則陽氣不得下通。是二者皆心下鞕痛。寸脉浮。關脉沉。知邪結在陽也。寸脉浮。關脉小細沉緊。知邪結在陰也。陰結而陽不結。雖心下結痛。飲食亦自如。故陰氣乘腸虚而下。故時時自下利。陰得陽則解。藏結得熱證多。則易治。舌上白胎滑者。其胷中亦寒。故云難治。

藏結無陽證。不往來寒熱。其人反靜。舌上胎滑者。不可攻也。藏結於法當下。無陽證為表無熱。不往來寒熱為半表半裏無熱。其人反靜為裏無熱。經曰。舌上如胎者。以丹田有熱。胷中有寒。邪氣以表裏皆寒。故不可攻。

病發於陽而反下之。熱入因作結胷。病發於陰而反下之。因作痞。所以成結胷者。以下之太早故也。發熱惡寒者。發於陽也。而反下之。則表中陽邪入裏結於胷中。為結胷。無熱惡寒者。發於陰也。而反下之。表中之陰入裏。結於心下。為痞。結胷者。項亦強。如柔痓狀。下之則和。宜大陷胷丸。[一]結胷病項強者。為邪結胷中。胷膈結滿。心下緊實。但能仰而不能俛。是項強亦如柔痓之狀也。與大陷胷丸下結泄滿。

大陷胷丸方

大黃半斤味苦寒　葶藶半升熬味苦寒　芒消半升味鹹寒

杏仁半升去皮尖熬黑味苦甘溫

大黃芒消之苦鹹。所以下熱。葶藶杏仁之苦甘。所以泄滿。甘遂取其直達。白蜜取其潤利。皆以下泄滿實物也。

右肆味。擣篩貳味。內杏仁芒消。合研如脂。和散。取如弾丸壹枚。別擣甘遂末壹錢匕。白蜜貳合。

水貳升。煑取壹升。溫頓服之。壹宿乃下。如不下。更服。取下為效。禁如藥法。

結胷證。其脉浮大者。不可下。下之則死。結胷為邪結胷中。屬上焦之分。得寸脉浮。關脉沉者。為在裏。則可下。若脉浮大。心下雖結。是在表者猶多。未全結也。下之重虛。邪氣復結。則難可制。故云下之則死。結胷證悉具。煩躁者亦死。結胷證悉具。邪結已深也。煩躁者。正氣散亂也。邪氣勝正。病者必死。太陽病。脉浮而動數。浮則為風。數則為熱。動則為痛。數則為虛。頭痛發熱。微盜汗出。而反惡寒者。表未解也。醫反下之。動數變遲。膈內拒痛。胃中空虛。客氣動膈。短氣躁煩。

心中懊憹。陽氣內陷。心下因鞕。則為結胷。大陷胷湯主之。[三]若不結胷。但頭汗出。餘處無汗。劑頸而還。小便不利。身必發黃也。動數。皆陽脉也。當責邪在表。睡而汗出者。謂之盜汗。為邪氣在半表半裏。則不惡寒。此頭痛發熱。微盜汗出。反惡寒者。表未解也。當發其汗。醫反下之。虛其胃氣。表邪乘虛則陷。邪在表則見陽脉。邪在裏則見陰脉。邪氣內陷。動數之脉。所以變遲。而浮脉獨不變者。以邪結胷中。上焦陽結。脉不得而沉也。客氣者。外邪乘胃中空虛入裏。結於胷膈。膈中拒痛者。客氣動膈也。金匱要畧曰。短氣不足以息者。實也。短氣躁煩。心中懊憹。皆邪熱為實。陽氣內陷。氣不得通于膈。壅于心下。為鞕滿而痛。成結胷也。與大陷胷湯。以下結熱。若胃中空虛。陽氣內陷。不結於胷膈。下入於胃中者。遍身汗出。則為熱越。不能發黃。若但頭汗出。身無汗。劑頸而還。小便不利者。熱不得越。必發黃也。

大陷胷湯方

大黃陸兩去皮苦寒　芒消壹升鹹寒　甘遂壹錢苦寒

大黃謂之將軍。以苦蕩滌。芒消一名消石。以其鹹能耎鞕。夫間有甘遂以通水也。甘遂若夫間之遂。其氣可以直達透結。陷胷三物為允。

右叁味。以水陸升。先煑大黃取貳升。去滓。內芒消。煑壹兩沸。內甘遂末。溫服壹升。得快利。止後服。

傷寒六七日。結胷熱實。脉沉而緊。心下痛。按之石鞕者。大陷胷湯主之。[三]病在表而下之。熱入。因作結胷。此不云下後。而云傷寒六七日。則是傳裏之實熱也。沉為在裏。緊為裏實。以心下痛。按之實鞕。是以為結胷。與大陷胷湯以下結熱。傷寒十餘日，熱結在裏，復往來寒熱者，與大柴胡湯。〔四〕但結胸無大熱者，此為水結在胸脇也。但頭微汗出者，大陷胸湯主之。傷寒十餘日，熱結在裏，是可下之證。復往來寒熱，為正邪分爭，未全斂結，與大柴胡湯下之。但結胸無大熱者，非熱結也，是水飲結於胸脇，謂之水結胸。周身汗出者，是水飲外散則愈；若但頭微汗出，餘處無汗，是水飲不得外泄，停畜而不行也，與大陷胸湯以逐其水。

太陽病，重發汗而復下之，不大便五六日，舌上燥而渴，日晡所小有潮熱，從心下至少腹鞕滿而痛不可近者，大陷胸湯主之。〔五〕重發汗而復下之，則內外重亡津液，而邪熱內結，致不大便五六日，舌上燥而渴也。日晡潮熱者屬胃，此日晡小有潮熱，非但在胃。從心下至少腹鞕滿而痛不可近者，是一腹之中，上下邪氣俱甚也，與大陷胸

湯以下其邪。

小結胸病，正在心下，按之則痛，脈浮滑者，小陷胸湯主之。〔六〕心下鞕痛，手不可近者，結胸也。正在心下，按之則痛，是熱氣猶淺，謂之小結胸。結胸脈沉緊，或寸浮關沉，今脈浮滑，知熱未深，結與小陷胸湯，以除胸膈上結熱。

小陷胸湯方

黃連壹兩，苦寒　半夏半升，洗，辛溫　栝蔞實大者壹箇，苦寒

苦以泄之，辛以散之。黃連、栝蔞實苦寒以泄熱，半夏之辛以散結。

右叁味，以水陸升，先煑栝蔞，取叁升，去滓，內諸藥，煑取貳升，去滓，分溫叁服。

太陽病二三日，不能卧，但欲起，心下必結，脈微弱者，此本有寒分也。反下之，若利止，必作結胸；未止者，四日復下之，此作協熱利也。太陽病二三日，邪在表也。不能卧而但欲起，心下必結者，以心下結滿，卧則氣壅而愈甚，故不能卧而但欲起也。心下結滿，有水分，有寒分，有氣分。今脈微弱，知本有寒分。醫見心下結而反下之，則太陽表邪乘虛入裏，利止則邪氣留結為結胸；利不止，至次日復如前下利不止者，是邪熱下攻腸胃，為挾熱利也。

太陽病，下之，其脈促，不結胸者，此為欲解也；脈浮者，必結胸也；脈緊者，必咽痛；脈弦者，必兩脇拘急；脈細數者，頭痛未止；脈沉緊者，必欲嘔；脈沉滑者，協熱利；脈浮滑者，必下血。此太陽病下之後，邪氣傳變。其脈促者，為陽盛，下後脈促，為陽勝陰也，故不作結胸，為欲解。下後脈浮，為上焦陽邪結而為結胸也。經曰：結胸者，寸脈浮，關脈沉。下後脈緊，則太陽之邪傳於少陰。經曰：脈緊者屬少陰。內經曰：邪客於少陰之絡，令人嗌痛，不可內食。所以脈緊

者必咽痛。脈弦則太陽之邪傳於少陽。經曰：尺寸俱弦者，少陽受病也。其脈循脇，絡於耳，所以脈弦者必兩脇拘急。下後邪氣傳裏，則頭痛未止；脈細數，為邪未傳裏而傷氣也。細為氣少，數為在表，故頭痛未止。脈沉緊，則太陽之邪傳於陽明，為裏實也。沉為在裏，緊為裏實，陽明裏實，故必欲嘔。脈滑，則太陽之邪傳於腸胃。以滑為陰氣有餘，知邪氣入裏，干於下焦也。沉為血勝氣虛，是為協熱利；浮為氣勝血虛，是知必下血。經曰：不宜下而便攻之，諸變不可勝數。此之謂也。

病在陽，應以汗解之，反以冷水潠之，若灌之，其熱被劫不得去，彌更益煩，肉上粟起，意欲飲水，反不渴者，服文蛤散；若不差者，與五苓散。寒實結胸，無熱證者，與三物小陷胸湯，白散亦可服。〔七〕病在陽，為邪在表也，法當汗出而解。反以冷水潠之，灌洗，熱被寒水，外不得出，則反攻其裏，彌更益煩。肉上粟起者，水寒之氣客於皮膚

（也。意欲飲水者，裏有熱也。反不渴者，寒在表也。與文蛤散，以散表中水寒之氣。若不差，是水熱相摶，欲傳於裏，與五苓散發汗以和之。始熱在表，因水寒制之，不得外泄，內攻於裏，結於胷膈，心下鞕痛，本以水寒伏熱為實，故謂之寒實結胷。無熱證者，外無熱，而熱悉收斂於裏也。與小陷胷湯以下逐之。白散下熱，故亦可攻。）

文蛤散方

文蛤　伍兩，味鹹寒。

（鹹走腎，則可以勝水氣。）

右壹味為散，以沸湯和壹錢匕服，湯用伍合。

白散方

桔梗　叁分，味辛苦微溫　巴豆　壹分，去皮心，熬黑，研如脂，辛溫

貝母　叁分，味辛苦平

（辛散而苦泄。桔梗、貝母之苦辛，用以下氣；巴豆之辛，用以散實。）

右件叁味為末，內巴豆，更於臼中杵之，以白飲和服，強人半錢，羸者減之。病在膈上必吐，在膈下必利。不利，進熱粥壹杯；利過不止，進冷粥壹杯。身熱，皮粟不解，欲引衣自覆者，若以水潠之、洗之，益令熱却不得出，當汗而不汗則煩。假令汗出已，腹中痛，與芍藥叁兩，如上法。

太陽與少陽併病，頭項強痛，或眩冒，時如結胷，心下痞鞕者，當刺大椎第一間、肺俞、肝俞，慎不可發汗。發汗則讝語，脉弦。五日讝語不止，當刺期門。〔八〕

（太陽之脉，絡頭下項；頭項強痛者，太陽表病也。少陽之脉，循胷絡脇；如結胷心下痞鞕者，少陽裏病也。太陽少陽相併為病，不純在表，故頭項不但強痛而或眩冒；亦未全入裏，故時如結胷，心下痞鞕。此邪在半表半裏之間也。刺大椎第一間、肺俞，以寫太陽之邪；刺肝俞，以寫少陽之邪。邪在表則可發汗，邪在半表半裏則不可發汗。發汗則亡津液，損動胃氣。少陽之邪因干於胃，土為木刑，必發讝語。脉弦，至五六日傳經盡，邪熱去而讝語當止。若復不止，為少陽邪熱甚也，刺期門以寫肝膽之氣。）

婦人中風，發熱惡寒，經水適來，得之七八日，熱除而脉遲身凉，胷脇下滿，如結胷狀，讝語者，此為熱入血室也。當刺期門，隨其實而寫之。〔九〕

（中風發熱惡寒，表病也。若經水不來，表邪傳裏，則入府而不入血室也。因經水適來，血室空虛，至七八日，邪氣傳裏之時，

更不入府，乘虛而入於血室。熱除、脉遲、身凉者，邪氣內陷而表證罷也。胷脇下滿，如結胷狀，讝語者，熱入血室而裏實。期門者，肝之募。肝主血，刺期門者，寫血室之熱。審看何經氣實，更隨其實而寫之。）

婦人中風七八日，續得寒熱，發作有時，經水適斷者，此為熱入血室，其血必結，故使如瘧狀，發作有時，小柴胡湯主之。〔十〕

（中風七八日，邪氣傳裏之時，本無寒熱，而續得寒熱，經水適斷者，此為表邪乘血室虛，入於血室，與血相摶而血結不行，經水所以斷也。血氣與邪分爭，致寒熱如瘧，而發作有時，與小柴胡湯以解傳經之邪。）

婦人傷寒發熱，經水適來，晝日明了，暮則讝語，如見鬼狀者，此為熱入血室，無犯胃氣及上二焦，必自愈。〔十一〕

（傷寒發熱者，寒已成熱也。經水適來，則血室虛空，邪熱乘虛入於血室。若晝日讝語，為邪客於府，與陽爭也。此晝日明了，暮則讝語

如見鬼狀。是邪不入府，入於血室，與陰爭也。陽盛譫語，則宜下。此熱入血室，不可與下藥，犯其胃氣。熱入血室，血結寒熱者，與小柴胡湯，散邪發汗。此雖熱入血室，胷脇滿，如結胷狀者，可刺期門。此雖熱入血室，而無滿結，不可刺期門，犯其中焦。必自愈者，以經行，則熱隨血去，血下也已，則邪熱悉除而愈矣。所為發汗為犯上焦者，發汗則動衞氣，衞氣出上焦故也。刺期門為犯中焦者，刺期門則動榮氣，榮氣出中焦故也。脉經曰：無犯胃氣及上二焦，必自愈。豈謂藥，不謂針耶。

傷寒六七日，發熱，微惡寒，支節煩疼，微嘔，心下支結，外證未去者，柴胡加桂枝湯主之。〔十二〕傷寒六七日，邪當傳裏之時，支，散也。嘔而心下結者，裏證也，法當攻裏。發熱微惡寒，支節煩疼，為外證未去，不可攻裏，與柴胡桂枝湯，以和解之。

傷寒五六日，已發汗而復下之，胷脇滿微結，小便不利，渴而不嘔，但頭汗出，往來寒熱，心煩者，此為未解也，柴胡桂枝乾薑湯主之。〔十三〕傷寒五六日，已經汗下之後，則邪當解。今胷脇滿微結，小便不利，渴而不嘔，但頭汗出，往來寒熱，心煩者，即邪氣猶在半表半裏之間，為未解也。胷脇滿微結，寒熱心煩者，邪在半表半裏之間也。小便不利而渴者，汗下後亡津液內燥也。若熱消津液，令小便不利而渴者，其人必嘔，今渴而不嘔，知非裏熱也。傷寒汗出則和，今但頭汗出，而餘處無汗者，津液不足，而陽虛於上也。與柴胡桂枝乾薑湯，以解表裏之邪，復津液而助陽也。

柴胡桂枝乾薑湯方

柴胡半斤 苦平　桂枝叁两去皮 味辛熱　乾薑貳两 辛熱

括蔞根肆两 苦寒　黄芩叁两 苦寒　牡蠣貳两熬 鹹寒

甘草貳两炙 味甘平

內經曰：熱淫於內，以苦發之。柴胡、黄芩之苦，以解傳裏之邪；辛甘發散為陽，桂枝、甘草之辛甘，以散在表之邪；鹹以耎之，牡蠣之鹹，以消胷脇之滿；辛以潤之，乾薑之辛，以固陽虛之汗；津液不足而為渴，苦以堅之，括蔞之苦，以生津液。

右柒味，以水壹斗貳升，煑取陸升，去滓，再煎，取叁升，温服壹升，日叁服。初服微煩，復服，汗出便愈。

傷寒五六日，頭汗出，微惡寒，手足冷，心下滿，口不欲食，大便鞕，脉細者，此為陽微結，必有表，復有裏也。脉沉，亦在裏也。汗出為陽微，假令純陰結，不得復有外證，悉入在裏，此為半在裏半在外也。脉雖沉緊，不得為少陰病，所以然者，陰不得有汗，今頭汗出，故知非少陰也，可與小柴胡湯。〔十四〕設不了了者，得屎而解。傷寒五六日，邪當傳裏之時，頭汗出，微惡寒者，表仍未解也。手足冷，心下滿，口不欲食，大便鞕，脉細者，邪結於裏也。大便鞕為陽結，此邪熱雖傳於裏，然以外帶表邪，則熱結猶淺，故曰陽微結。脉沉雖為在裏，若純陰結，則更無頭汗惡寒之表證。諸陰脉皆至頸胷中而還，不上循頭，今頭汗出，知非少陰也。與小柴胡湯，以除半表半裏之邪。服湯已，外證罷，而不了了者，為裏熱未除，與湯，取其微利則愈，故云得屎而解。

傷寒五六日，嘔而發熱者，柴胡湯證具，而以他藥下之，柴胡證仍在者，復與柴胡湯。此雖已下之，不為逆，必蒸蒸而振，却發熱汗出而解。若心下滿而鞕痛者，此為結胷也，大陷胷湯主之。但滿而不痛者，此為痞，柴胡不中與之。宜半夏瀉心湯。〔十五〕傷寒五六日，邪在半表半裏之時，嘔而發熱，邪在半表半裏之證，是為柴胡證具。以他藥下之，柴胡證不罷者，不為逆，却與柴胡湯則愈。若下後，邪氣傳裏者，邪在半表半裏，則陰陽俱有邪，至於下後，邪氣傳裏，亦有陰陽之異。若下後陽邪傳裏者，則結於胷中為結胷，以胷中為陽受氣之分，與大陷胷湯以下其結。陰邪傳裏者，則留於心下為痞，以心下為陰受氣之分，與半夏瀉心湯以通其痞。經曰：病發於陽而反下之，熱入因作結胷；病發於陰而反下之，因此作痞。此之謂也。

半夏瀉心湯方

半夏半升，洗。辛平　黄芩苦寒　乾薑辛熱　人参已上各叁两。甘温　黄連壹两。苦寒　大棗拾貳枚，擘。温甘　甘草叁两，炙。甘平

辛入肺而散氣，半夏之辛，以散結氣。苦入心而泄熱，黄芩、黄連之苦，以泄痞熱。脾欲緩，急食甘以緩之，人参、甘草、大棗之甘，以緩之。

右柒味，以水壹斗，煑取陸升，去滓，再煑取叁升，温服壹升，日叁服。

太陽少陽併病，而反下之，成結胷，心下鞕，下利不止，水漿不下，其人心煩。太陽少陽併病，為邪氣在半表半裏也。而反下之，二經之邪乘虛而入，太陽表邪入裏，結於胷中為結胷，心下鞕；少陽裏邪乘虛下于腸胃，遂利不止。若邪結陰分，則飲食如故，而為藏結。此為陽邪內結，故水漿不下而心煩。

脉浮而緊，而復下之，緊反入裏，則作痞，按之自濡，但氣痞耳。浮而緊，浮為傷陽，緊為傷陰，當發其汗，而反下之。若浮入裏，為陽邪入裏，則作結胷；浮不入裏，而緊入裏者，陰邪入裏，則作痞。

太陽中風，下利嘔逆，表解者，乃可攻之。其人漐漐汗出，發作有時，頭痛，心下痞鞕滿，引脇下痛，乾嘔短氣，汗出不惡寒者，此表解裏未和也，十棗湯主之。〔十六〕下利嘔逆，裏受邪也。邪在裏者可下，亦須待表解者，乃可攻之。其人漐漐汗出，發作有時，不惡寒者，表已解也。頭痛，心下痞鞕滿，引脇下痛，乾嘔短氣者，邪熱內畜而有伏飲，是裏未和也。與十棗湯，下熱逐飲。

十棗湯方

芫花熬。味辛苦　甘遂苦寒　大戟苦寒　大棗拾枚，擘。甘温

辛以散之，芫花之辛，以散飲。苦以泄之，甘遂、大戟之苦，以泄水。水者腎所主也，甘者脾之味也，大棗之甘者，益土而勝水。

右上叁味，等分，各別擣為散，以水壹升半，先煑大棗肥者拾枚，取捌合，去滓，內藥末。強人服壹錢匕，羸人服半錢，温服之，平旦服。若下少病不除者，明日更服，加半錢。得快下利後，糜粥自養。

太陽病，醫發汗，遂發熱惡寒，因復下之，心下痞，表裏俱虛，陰陽氣並竭，無陽則陰獨，復加燒鍼，因胷煩，面色青黄，膚瞤者，難治。今色微黄，手足温者，易愈。太陽病，因發汗，遂發熱惡寒者，外虛陽氣，邪復不除也。因復下之，又虛其裏，表中虛邪內陷，傳

於心下為痞發汗表虛為竭陽下之裏虛為竭陰表證罷為無陽裏有痞為陰獨又加燒針虛不勝火火氣內攻致胸煩也傷寒之病以陽為主其人面色青膚肉瞤動者陽氣大虛故云難治若面色微黃手足溫者即陽氣得復故云易愈

心下痞按之濡其脈關上浮者大黃黃連瀉心湯主之〔十七〕心下鞕按之痛關脈沉者實熱也心下痞按之濡其脈關上浮者虛熱也大黃黃連湯以導其虛熱

大黃黃連瀉心湯方

大黃貳兩味苦寒　黃連壹兩味苦寒

內經曰火熱受邪心病生焉苦入心寒除熱大黃黃連之苦寒以導瀉心下之虛熱但以麻沸湯漬服者取其氣薄而泄虛熱

右貳味以麻沸湯貳升漬之須臾絞去滓分溫

再服

心下痞而復惡寒汗出者附子瀉心湯主之〔十八〕心下痞者虛熱內伏也惡寒汗出者陽氣外虛也與瀉心湯攻痞加附子以固陽

本以下之故心下痞與瀉心湯痞不解其人渴而口燥煩小便不利者五苓散主之〔十九〕本因下後成痞當與瀉心湯除之若服之痞不解其人渴而口燥煩小便不利者為水飲內畜津液不行非熱痞也與五苓散發汗散水則愈一方忍之一日乃愈者不飲者外水不入所停之水得行而痞亦愈也

傷寒汗出解之後胃中不和心下痞鞕乾噫食臭脅下有水氣腹中雷鳴下利者生薑瀉心湯主之〔二十〕胃為津液之主陽氣之根大汗出後外亡津液胃中空虛客氣上逆心下痞鞕金匱要略曰中焦氣未和不能消穀故令噫乾噫食臭者胃虛而不殺穀也脅下有水氣腹中雷鳴土弱不能勝水也與瀉心湯以攻痞加生薑以益胃

傷寒中風醫反下之其人下利日數十行穀不化腹中雷鳴心下痞鞕而滿乾嘔心煩不得安醫見心下痞謂病不盡復下之其痞益甚此非結熱但以胃中虛客氣上逆故使鞕也甘草瀉心湯主之〔二十一〕傷寒中風是傷寒或中風也邪氣在表醫反下之虛其腸胃而氣內陷也下利日數十行穀不化腹中雷鳴者下後裏虛胃弱也心下痞鞕乾嘔心煩不得安者胃中空虛客氣上逆也與瀉心湯以攻表加甘草以補虛前以汗後胃虛是外傷陽氣故加生薑此以下後胃虛是內損陰氣故加甘草

傷寒服湯藥下利不止心下痞鞕服瀉心湯已復以他藥下之利不止醫以理中與之利益甚

理中者理中焦此利在下焦赤石脂禹餘粮湯主之〔二十二〕復利不止者當利其小便傷寒服湯藥下後利不止而心下痞鞕者氣虛而客氣上逆也與瀉心湯攻之則痞已醫復以他藥下之又虛其裏致利不止也理中丸脾胃虛寒下利者服之愈此以下焦虛故與之其利益甚聖濟經曰滑則氣脫欲其收也如開腸洞泄便溺遺失澁劑所以收之此利由下焦不約與赤石脂禹餘粮湯以澁固泄下焦主分清濁下利者水穀不分也若服澁劑而利不止當利小便以分其氣

赤石脂禹餘粮湯方

赤石脂壹斤碎味甘溫　禹餘粮壹斤碎味甘平

本草云澁可去脫石脂之澁以收斂之重可去怯餘粮之重以鎮固

已上貳味以水陸升煑取貳升去滓叁服

傷寒吐下後發汗虛煩脉甚微八九日心下痞鞕
脇下痛氣上衝咽喉眩冒經脉動惕者久而成痿
傷寒吐下後發汗則表裏之氣俱虛虛煩脉甚微為正氣內虛邪氣獨任至七八日正氣當復邪氣
當罷而心下痞脇下痛氣上衝咽喉眩冒者正氣內虛而不復邪氣畱結而不去經脉動惕者經絡
之氣虛極久則熱氣還經必成痿弱傷寒發汗若吐若下解後心下
痞鞕噫氣不除者旋復代赭石湯主之[三三]大邪雖解以曾
發汗吐下胃氣弱而未和虛氣上逆故心下痞鞕噫氣不除與旋復代赭石湯降虛氣而和胃

旋復代赭石湯方

旋復花 叁两 味鹹温　人参 貳两 味甘温　生薑 伍两 切 味
辛温　代赭石 壹两 味苦寒　大棗 拾貳枚 擘 甘温　甘草

叁两炙 味甘平　半夏 半升洗 味辛温

鞕則氣堅鹹味所以耎之旋復之鹹以耎痞鞕怯則氣浮重劑所以鎮之代赭之重以鎮虛逆
辛者散也生薑半夏之辛以散虛痞甘者緩也人參甘草大棗之甘以補胃弱

右件柒味以水壹斗煑取陸升去滓再煎取叁
升温服壹升日叁服
下後不可更行桂枝湯若汗出而喘無大熱者可
與麻黄杏子甘草石膏湯[三四]前第三卷廿六證云發汗後不可更行桂
枝湯汗出而喘無大熱者為與此證治法同汗下雖殊既不當損正氣則一邪氣所傳既同遂用一
法治之經所謂若發汗若下若吐後者是矣太陽病外證未除而數下
之遂協熱而利利下不止心下痞鞕表裏不解者
桂枝人参湯主之[三五]外證未除而數下之為重虛其裏邪熱乘虛而入裏虛協
熱遂利不止而心下痞若表解而下利心下痞者可與瀉心湯若不下利表不解而心下痞者可先
解表而後攻痞以表裏不解故與桂枝人参湯和裏解表

桂枝人参湯方

桂枝 肆两去皮 味辛熱　甘草 肆两炙 味甘平　白朮 叁两 味甘
平　人参 叁两 味甘温　乾薑 叁两 味辛熱

表未解者辛以散之裏不足者甘以緩之此以裏氣大虛表裏不解故加桂枝甘草於理中湯
也

右伍味以水玖升先煑肆味取伍升內桂更煑
取叁升温服壹升日再夜壹服

傷寒大下後復發汗心下痞惡寒者表未解也不
可攻痞當先解表表解乃可攻痞解表宜桂枝湯
攻痞宜大黄黄連瀉心湯[三六]大下後復發汗則表裏之邪當悉已此心
下痞而惡寒者表裏之邪俱不解也因表不解而下之為心下痞先與桂枝湯解表表解乃與大黄
黄連瀉心湯攻痞內經曰從外之內而盛於內者先治其外而後調其內傷寒發熱汗
出不解心下痞鞕嘔吐而下利者大柴胡湯主之
[三七]傷寒發熱寒已成熱也汗出不解表和而裏病也吐利心腹濡耎為裏虛嘔吐而下利心下痞
鞕者是裏實也與大柴胡湯以下裏熱病如桂枝證頭不痛項不強
寸脉微浮胷中痞鞕氣上衝咽喉不得息者此為
胷有寒也當吐之宜瓜蔕散[三八]病如桂枝證為發熱汗出惡風言邪

在表也。頭痛項強，為桂枝湯證具。若頭不痛，項不強，則邪不在表而傳裏也。浮為在表，沉為在裏。今寸脈微浮，則邪不在表，亦不在裏，而在胸中也。胸中與表相應，故知邪在胸中者，猶如桂枝證而寸脈微浮也。以胸中痞鞕，上衝咽喉不得息，知寒邪客於胸中而不在表也。千金曰：浮上部，填塞胸心，胸中滿者，吐之則愈。與瓜蒂散，以吐胸中之邪。

瓜蒂散方

瓜蒂壹分，熬黃，味苦寒　赤小豆壹分，味酸溫

其高者越之，越以瓜蒂、豉之苦；在上者湧之，以赤小豆之酸。內經曰：酸苦湧泄為陰。

右貳味，各別擣篩，為散已，合治之。取壹錢匕，以香豉壹合，用熱湯柒合，煑作稀糜，去滓，取汁和散，溫頓服之。不吐者，少少加，得快吐乃止。諸亡

血虛家不可與瓜蒂散。

病脇下素有痞，連在臍傍，痛引少腹，入陰筋者，此名藏結，死。【二十九】素有宿昔之積，結於脅下為痞。今因傷寒，邪氣入裏，與宿積相助，使藏真之氣結而不通，致連在臍傍，痛引少腹，入陰筋而死。

傷寒病，若吐若下後，七八日不解，熱結在裏，表裏俱熱，時時惡風，大渴，舌上乾燥而煩，欲飲水數升者，白虎加人參湯主之。【三十】若吐若下後，七八日則當解。復不解而熱結在裏，表熱者身熱也，裏熱者內熱也。本因吐下後，邪氣乘虛內陷為結熱。若無表熱而純為裏熱，則邪熱結而為實。此以表熱未罷，時時惡風。若邪氣純在表，則惡風無時；若邪氣純在裏，則更不惡風。以時時惡風，知表裏俱有熱也。邪熱結而為實者，則無大渴。邪熱散漫則渴。今雖熱結在裏，表裏俱熱，未為結實，邪氣散漫，熏蒸焦膈，故大渴，舌上乾燥而煩，欲飲水數升。與白虎加人參湯，散熱生津。

傷寒無大熱，口燥渴，心煩，背微惡寒者，白虎加人參湯主之。【三十一】無大熱者，為身無大熱也。口燥渴心煩者，當作陽明病；然以背微惡寒，為表未全罷，所以屬太陽也。背為陽，背惡寒、口中和者，少陰病也，當與附子湯。今口燥而渴，背雖惡寒，此裏也，則惡寒亦不至甚，故云微惡寒。與白虎湯，解表散熱，加人參止渴生津。

傷寒脈浮，發熱無汗，其表不解者，不可與白虎湯。渴欲飲水，無表證者，白虎加人參湯主之。【三十二】傷寒脈浮，發熱無汗，其表不解，不渴者，宜麻黃湯；渴者，宜五苓散，非白虎所宜。大渴欲水，無表證者，乃可與白虎加人參湯，以散裏熱。臨病之工，大宜精別。

太陽少陽併病，心下鞕，頸項強而眩者，當刺大椎肺俞，慎勿下之。【三十三】心下痞鞕而眩者，少陽也；頸項強者，太陽也。刺大椎、肺俞，以瀉太陽之邪，以太陽脈下項

挾脊故耳。肝俞以瀉少陽之邪，以膽為肝之府故耳。太陽為在表，少陽為在裏，即是半表半裏證。前第八證云：不可發汗，發汗則讝語，是發汗攻太陽之邪，少陽之邪益甚于胃，必發讝語。此云慎勿下之，攻少陽之邪，太陽之邪乘虛入裏，必作結胸。經曰：太陽少陽併病，而反下之，成結胸。

太陽與少陽合病，自下利者，與黃芩湯；若嘔者，黃芩加半夏生姜湯主之。【三十四】太陽陽明合病，自下利為在表，當與葛根湯發汗。陽明少陽合病，自下利為在裏，可與承氣湯下之。此太陽少陽合病，自下利為在半表半裏，非汗下所宜，故與黃芩湯，以和解半表半裏之邪。嘔者，胃氣逆也，故加半夏生薑，以散逆氣。

黃芩湯方

黃芩叁兩，味苦寒　甘草貳兩，炙，味甘平　芍藥貳兩，味酸平

大棗貳拾枚，擘，味甘溫

虛而不實者，苦以堅之，酸以收之，黄芩芍藥之苦酸，以堅歛腸胃之氣；弱而不足者，甘以補之，甘草大棗之甘，以補固腸胃之弱。

右肆味，以水壹斗，煑取叁升，去滓，温服壹升，日再夜壹服。若嘔者，加半夏半升，生薑叁兩。

傷寒胷中有熱，胃中有邪氣，腹中痛，欲嘔吐者，黄連湯主之。〔三五〕濕家下後，舌上如胎者，以丹田有熱，胷上有寒，是邪氣入裏，而為下熱上寒也。此傷寒，邪氣傳裏，而為下寒上熱也。胃中有邪氣，使陰陽不交，陰不得升而獨治於下，為下寒，腹中痛；陽不得降而獨治於上，為胷中熱，欲嘔吐。與黄連湯，升降陰陽之氣。

黄連湯方

黄連 味苦寒　甘草 炙味甘平　乾薑 味辛熱　桂枝 去皮味辛熱各叁兩　人參 貳兩味甘温　半夏 半升洗味甘温　大棗 拾貳枚擘味甘温

上熱者，泄之以苦，黄連之苦以降陽；下寒者，散之以辛，桂薑半夏之辛以升陰；脾欲緩，急食甘以緩之，人參甘草大棗之甘以益胃。

右柒味，以水壹斗，煑取陸升，去滓，温服壹升，日叁服，夜貳服。

傷寒八九日，風濕相摶，身體疼煩，不能自轉側，不嘔不渴，脉浮虛而濇者，桂枝附子湯主之。〔三六〕傷寒與中風家，至七八日，再經之時，則邪氣多在裏，身必不苦疼痛，今日數多，復身體疼煩，不能自轉側者，風濕相摶也。煩者，風也；身疼不能自轉側者，濕也。經曰：風則浮虛。脉經曰：脉來濇者，為病寒濕也。不嘔不渴，裏無邪也；脉得浮虛而濇，身有疼煩，知風濕但在經也。與桂枝附子湯，以散表中風濕。

若其人大便鞕，小便自利者，去桂枝加白朮湯主之。〔三七〕桂發汗走津液，此小便利，大便鞕，為津液不足，去桂加朮。

桂枝附子湯方

桂枝 肆兩去皮味辛熱　附子 叁枚炮去皮破捌片辛熱　生薑 叁兩切辛温　甘草 貳兩炙味甘温　大棗 拾貳枚擘味甘温

風在表者，散以桂枝甘草之辛甘；濕在經者，逐以附子之辛熱；薑棗辛甘，行榮衛，通津液，以和表也。

右伍味，以水陸升，煑取貳升，去滓，分温叁服。

風濕相摶，骨節煩疼，掣痛不得屈伸，近之則痛劇，汗出短氣，小便不利，惡風不欲去衣，或身微腫者，甘草附子湯主之。〔三八〕風則傷衛，濕流關節，風濕相摶，兩邪亂經，故骨節疼煩，掣痛不得屈伸，近之則痛劇也。風勝則衛氣不固，汗出短氣，惡風不欲去衣，為風在表；濕勝則水氣不行，小便不利，或身微腫，為濕外摶也。與甘草附子湯，散濕固衛氣。

甘草附子湯方

甘草 貳兩炙味甘平　附子 貳枚炮去皮破味辛熱　白朮 貳兩味甘温　桂枝 肆兩去皮味辛熱

桂枝甘草之辛甘，發散風邪而和衛；附子白朮之辛甘，解濕氣而温經。

右肆味，以水陸升，煑取叁升，去滓，温服壹升，日叁服。初服得微汗則解，能食，汗出復煩者，服伍合恐壹升多者宜服陸柒合為妙。

傷寒脉浮滑。此表有熱。裏有寒。白虎湯主之。[三十九] 浮為在表。滑為在裏。表有熱。外有熱也。裏有寒。有邪氣傳裏也。以邪未入腑。故止言寒。如瓜蒂散證云胷上有寒者是矣。與白虎湯以解內外之邪。

白虎湯方

知母陸兩 味苦寒　石膏壹斤碎 味甘寒　甘草貳兩 甘温

粳米陸合 味甘平

內經曰。熱淫所勝。佐以苦甘。知母石膏之苦甘。以散熱。熱則傷氣。甘以緩之。甘草粳米之甘。以益氣。

右肆味。以水壹斗。煑米熟。湯成去滓。温服壹升。日叁服。

傷寒脉結代。心動悸。炙甘草湯主之。[四十] 結代之脉。動而中止。能自還者。名曰結。不能自還者。名曰代。由血氣虛衰。不能相續也。心中悸動。知真氣內虛也。與炙甘草湯。益虛補血氣而復脉。

炙甘草湯方

甘草肆兩炙 味甘平　生薑叁兩切 味辛温　桂枝叁兩去皮 味辛熱

人参貳兩 甘温　生地黄壹斤 甘寒　阿膠貳兩 味甘温

麥門冬半斤去心 味甘平　麻子仁半升 味甘平

大棗拾貳枚擘 味甘温

補可以去弱。人参甘草大棗之甘。以補不足之氣。桂枝生薑之辛。以益正氣。聖濟經曰。津耗散為枯。五藏痿弱。榮衛涸流。濕劑所以潤之。麻仁阿膠麥門冬地黄之甘。潤經益血。復脉通心也。

右玖味。以清酒柒升。水捌升。先煑捌味。取叁升。去滓。內膠烊消盡。温服壹升。日叁服。一名復脉湯。

脉按之來緩。而時一止。復來者。名曰結。又脉來動而中止。更來小数。中有還者反動。名曰結。陰也。脉來動而中止。不能自還。因而復動。名曰代。陰也。得此脉者。必難治。結代之脉。一為邪氣畱結。一為真氣虛衰。脉來動而中止。若能自還。更來小数。止是邪氣畱結。名曰結陰。若動而中止。不能自還。因其呼吸。陰陽相引。復動者。是真氣衰極。名曰代陰。為難治之脉。經曰。脉結者生。代者死。此之謂也。

釋音

俛音免俯也　瞤如倫切目動也　匱求位切匣也　痿於危切痺病也　耎音軟柔也

椎音鎚　掣昌列切挽也　涸乎各切竭也　烊音羊爍也

註解傷寒論卷之四

註解傷寒論卷第五　仲景全書第十五

漢　長沙守　張仲景　述
晉　太醫令　王叔和　撰次
宋　聊攝人　成無已　註解
明　虞山人　趙開美　校句

辨陽明脉證并治第八

問曰病有太陽陽明有正陽陽明有少陽陽明何謂也荅曰太陽陽明者脾約是也陽明胃也邪自太陽經傳之入府者謂之太陽陽明經曰太陽病若吐若下若發汗後微煩小便數大便因鞕者與小承氣湯即是太陽陽明脾約病也正陽陽明者胃家實是也邪自陽明經傳入府者謂之正陽陽明經曰陽明病脉遲雖汗出不惡寒其身必重短氣腹滿而喘有潮熱者外欲解可攻裏也手足濈濈然汗出者此大便已鞕也大承氣湯主之即是正陽陽明胃家實也少陽陽明者發汗利小便已胃中燥煩實大便難是也邪自少陽經傳之入府者謂之少陽陽明經曰傷寒脉弦細頭痛發熱者屬少陽少陽不可發汗發汗則讝語此屬胃即是少陽陽明病也陽明之為病胃家實也邪傳入胃熱毒留結則胃家為實華佗曰熱毒入胃要須下去之不可留於胃中是知邪在陽明為胃家實也問曰何緣得陽明病荅曰太陽病發汗若下若利小便此亡津液胃中乾燥因轉屬陽明不更衣內實大便難者此名陽明也本太陽病不解因汗利小便亡津液胃中乾燥太陽之邪入府轉屬陽明古人登厠必更衣不更衣者通為不大便不更衣則胃中物不得泄故為內實

胃無津液加之畜熱大便則難為陽明裏實也問曰陽明病外證云何荅曰身熱汗自出不惡寒反惡熱也陽明病為邪入府也邪在表則身熱汗出而惡寒邪既入府則表證已罷故不惡寒但身熱汗出而惡熱也問曰病有得之一日不發熱而惡寒者何也荅曰雖得之一日惡寒將自罷即自汗出而惡熱也邪客在陽明當發熱而不惡寒今得之一日猶不發熱而惡寒者即邪未全入府尚帶表邪若表邪全入則更無惡寒必自汗出而惡熱也問曰惡寒何故自罷荅曰陽明居中土也萬物所歸無所復傳始雖惡寒二日自止此為陽明病也胃為水穀之海主養四旁四旁有病皆能傳入於胃入胃則更不復傳如太陽傳之入胃則更不傳陽明陽明病傳之入胃則更不傳少陽少陽病傳之入胃則更不傳三陰本太陽初得病時發其汗汗先出不徹因轉屬陽明也傷寒傳經者則一日太陽二日陽明此太陽傳經故曰轉屬陽明傷寒發熱無汗嘔不能食而反汗出濈濈然者是轉屬陽明也傷寒發熱無汗嘔不能食者太陽受病也若反汗出濈濈然者太陽之邪轉屬陽明也經曰陽明病法多汗傷寒三日陽明脉大傷寒三日邪傳陽明之時經曰尺寸俱長者陽明受病當二三日發陽明氣血俱多又邪併於經是以脉大傷寒脉浮而緩手足自温者是為繫在太陰太陰者身當發黃若小便自利者不能發黃至七八日大便鞕者為陽明病也浮為陽邪緩為脾脉傷寒脉浮緩太陰客熱邪在三陽則手足熱邪在三陰則手足寒今手足自温是知繫在太陰也太陰土也為邪烝之則色見于外當發身黃小便自利者熱不內畜不能發

黄至七八日大便鞕者，即太陰之邪入府轉屬陽明也。傷寒轉繫陽明者，其人濈然微汗出也。傷寒則無汗，陽明法多汗，此以傷寒邪轉繫陽明，故濈然微汗出。陽明中風，口苦咽乾，腹滿微喘，發熱惡寒，脈浮而緊，若下之，則腹滿小便難也。脈浮在表，緊為裏實。陽明中風，口苦咽乾，腹滿微喘者，熱傳於裏也。發熱惡寒者，表仍未解也。若下之，裏邪雖去，表邪復入于裏，又亡津液，故使腹滿而小便難。陽明病，若能食，名中風；不能食，名中寒。陽明病，以飲食別受風寒者，以胃為水穀之海。風為陽邪，陽殺穀，故中風者能食；寒為陰邪，陰邪不殺穀，故傷寒者不能食。陽明病，若中寒，不能食，小便不利，手足濈然汗出，此欲作固瘕，必大便初鞕後溏。所以然者，以胃中冷，水穀不別故也。陽明中寒，不能食者，寒不殺穀也。小便不利者，津液不化也。陽明病法多汗，則周身汗出，此手足濈然而汗出，而身無汗者，陽明中寒也。固瘕者，寒氣結積也。胃中寒甚，欲留結而為固瘕，則津液不得通行，而大便必鞕者。若汗出小便不利者，為實也。此以小便不利，水穀不別，雖大便初鞕，後必溏也。陽明病，欲食，小便反不利，大便自調，其人骨節疼，翕翕如有熱狀，奄然發狂，濈然汗出而解者，此水不勝穀氣，與汗共併，脈緊則愈。陽明病客熱，初傳入胃，胃熱則消穀而欲食。陽明病熱為實者，則小便當數，大便當鞕。今小便反不利，大便自調者，熱氣散漫，不為實也。欲食則胃中穀多。內經曰：食入于陰，長氣于陽。穀多則陽氣勝，熱消津液則水少。經曰：水入于經，其血乃成。水少則陰血弱。金匱要畧曰：陰氣不通，即骨疼。其人骨節疼者，陰氣不足也。熱甚于表者，翕翕發熱；熱甚于裏者，烝烝發熱。此熱氣散漫，不專著于表裏，故翕翕如有熱狀。奄忽也。忽然發狂者，陰不勝陽也。內經曰：陰不勝其陽

者，則脈流薄疾，并乃狂。陽明蘊熱為實者，須下之愈；熱氣散漫，不為實者，必待汗出而愈，故云濈然而汗出解也。水穀之等者，陰陽氣平也。水不勝穀氣，是陰不勝陽也。汗出則陽氣衰，脈緊則陰氣生，陰陽氣平，兩無偏勝則愈，故云與汗共并，脈緊則愈。陽明病欲解時，從申至戌上。四月為陽，土王於申酉戌，向王時，是為欲解。陽明病，不能食，攻其熱必噦。所以然者，胃中虛冷故也。以其人本虛，故攻其熱必噦。不能食，胃中本寒，攻其熱，復虛其胃，虛寒相搏，故令噦也。經曰：關脈弱，胃氣虛，有熱不可大攻之，熱去則寒起，此之謂也。陽明病，脈遲，食難用飽，飽則微煩頭眩，必小便難，此欲作穀疸。雖下之，腹滿如故，所以然者，脈遲故也。陽明病脈遲，則邪方入裏，熱未為實也。食入於陰，長氣於陽，胃中有熱，食難用飽，飽則微煩而頭眩者，穀氣與熱氣相搏也。兩熱相合，消搏津液，必小便難。利者不能發黃，言熱得泄也。小便不利，則熱不得泄，身必發黃。疸，黃也。以其發於穀氣之熱，故名穀疸。熱實者，下之則愈；脈遲為熱氣未實，雖下之，腹滿亦不減也。經曰：脈遲尚未可攻。陽明病，法多汗，反無汗，其身如蟲行皮中狀者，以此久虛故也。胃為津液之本，氣虛津液少，病則反無汗。胃候身之肌肉，其身如蟲行皮中者，知胃氣久虛也。陽明病，反無汗而小便利，二三日嘔而欬，手足厥者，必苦頭痛；若不欬不嘔，手足不厥者，頭不痛。陽明病，法多汗，反無汗而小便利者，陽明傷寒而寒氣內攻也。至二三日嘔欬而支厥者，寒邪發於外也，必苦頭痛。若不欬不嘔，手足不厥者，是寒邪但攻裏而不外發，其頭亦不痛也。陽明病，但頭眩，不惡寒，故能食而欬，其人必咽痛；若不欬者，咽不痛。陽明病身不重痛，但頭眩而不惡寒者，陽明中風而風氣內攻也。經

曰陽明病若能食名中風風邪攻胃胃氣上逆則欬咽門者胃之系欬甚則咽傷故必咽痛若胃氣不逆則不欬其咽亦不痛也 陽明病無汗小便不利心中懊憹者身必發黃 陽明病無汗而小便不利者熱蘊於內而不得越心中懊憹者熱氣鬱烝欲發於外而為黃也 陽明病被火額上微汗出小便不利者必發黃 陽明病則為內熱被火則火熱相合而甚若遍身汗出而小便利者熱得泄越不能發黃今額上小汗出而小便不利則熱不得越鬱烝於胃必發黃也 陽明病脉浮而緊者必潮熱發作有時但浮者必盜汗出 浮為在經緊者裏實脉浮而緊者表熱裏實也必潮熱發作有時若脉但浮而不緊者止是表熱也必盜汗出盜汗者睡而汗出也陽明病裏熱者自汗表熱者盜汗 陽明病口燥但欲漱水不欲嚥者此必衄 陽明之脉起於鼻絡於口陽明裏熱則渴欲飲水此口燥但欲飲水不欲嚥者是熱在經而裏無熱也陽明氣血俱多經中熱甚迫血妄行必作衄也

陽明病本自汗出醫更重發汗病已差尚微煩不了了者此大便必鞕故也以亡津液胃中乾燥故令大便鞕當問其小便日幾行若本小便日三四行今日再行故知大便不久出今為小便數少以津液當還入胃中故知不久必大便也 先亡津液使大便鞕小便數少津液分別大便必自下也 傷寒嘔多雖有陽明證不可攻之 嘔者熱在上焦未全入府故不可下 陽明病心下鞕滿者不可攻之攻之利遂不止者死利止者愈 陽明病腹滿者為邪氣入府可下之心下鞕滿則邪氣尚淺未全入府不可便下之得利止者為邪氣去正氣安正氣安則愈若因下利不止者為正氣脫而死 陽明病面合赤色不可攻之必發熱色黃小便不利也 合通也陽明病面色通赤者熱在經也不可下之下之虛其胃氣耗其津液經中之熱乘虛入胃必發熱色黃小便不利也 陽明病不吐不下心煩者可與調胃承氣湯 [一] 吐後心煩謂之內煩下後心煩謂之虛煩今陽明病不吐不下心煩即是胃有鬱熱也與調胃承氣湯以下鬱熱 陽明病脉遲雖汗出不惡寒者其身必重短氣腹滿而喘有潮熱者此外欲解可攻裏也手足濈然而汗出者此大便已鞕也大承氣湯主之若汗多微發熱惡寒者外未解也其熱不潮未可與承氣湯若腹大滿不通者可與小承氣湯 [三] 微和胃氣勿令大泄下 陽明

病脉遲若汗出多微發熱惡寒者表未解也若脉遲雖汗出而不惡寒者表證罷也身重短氣腹滿而喘有潮熱者熱入府也四肢諸陽之本津液足為熱烝之則周身汗出津液不足為熱烝之其手足濈然而汗出知大便已鞕也與大承氣湯以下胃熱經曰潮熱者實也其熱不潮是熱未成實故不可便與大承氣湯雖有腹大滿不通之急亦不可與大承氣湯與小承氣湯微和胃氣

大承氣湯方

大黃 肆兩苦寒酒洗　厚朴 半斤苦溫炙去皮　枳實 伍枚苦寒炙

芒消 叁合鹹寒

內經曰燥淫所勝以苦下之大黃枳實之苦以潤燥除熱又曰燥淫於內治以苦溫厚朴之苦下結燥又曰熱淫所勝治以鹹寒芒消之鹹以攻蘊熱

右肆味以水壹斗先煑貳物取伍升去滓內大

黃煑取貳升，去滓，內芒消，更上火微壹兩沸，分溫再服。得下，餘勿服。

小承氣湯方

大黃肆兩 厚朴貳兩，炙，去皮 枳實叁枚，大者，炙

大熱結實者，與大承氣湯；小熱微結者，與小承氣湯。以熱不大甚，故於大承氣湯去芒消；又以結不至堅，故不減厚朴、枳實也。

已上三味，以水肆升，煑取壹升貳合，去滓，分溫二服。初服湯當更衣，不爾者盡飲之；若更衣者，勿服之。

陽明病，潮熱，大便微鞕者，可與大承氣湯；不鞕者，

不與之。若不大便六七日，恐有燥屎，欲知之法，少與小承氣湯，湯入腹中，轉失氣者，此有燥屎，乃可攻之；若不轉失氣者，此但初頭鞕，後必溏，不可攻之，攻之必脹滿不能食也。欲飲水者，與水則噦。其後發熱者，必大便復鞕而少也，以小承氣湯和之。不轉失氣者，慎不可攻也。[三]

潮熱者實，得大便微鞕者，便可攻之；若不鞕者，則熱未成實，雖有潮熱，亦未可攻。若不大便六七日，恐有燥屎，當先與小承氣湯漬之。如有燥屎，小承氣湯熱勢緩，不能宣泄，必轉氣下失；若不轉失氣，是胃中無燥屎，但腸間少鞕耳，止初頭鞕，後必溏，攻之則虛其胃氣，致腹脹滿不能食也。胃中乾燥，則欲飲水，水入胃中，虛寒相搏，氣逆則噦。其後却發熱者，則熱氣乘虛還復聚於胃中，胃燥得熱，必大便復鞕，而少與小承氣湯微利與和之。故以重云不轉失氣不可攻，內慎之至。

夫實則讝語，虛則鄭聲。鄭聲，重語也。

內經曰：邪氣盛則實，精氣奪則虛。讝語由邪氣盛而神識昏也，鄭聲由精氣奪而聲不全也。讝語者，言語不次也；鄭聲者，鄭音不正也。論語云：惡鄭聲之亂樂。又曰：放鄭聲，遠佞人。鄭聲淫，佞人殆。言鄭聲不正也。今新差氣虛，人聲轉者，是所謂重語者也。若聲重亦聲轉之故。

直視讝語，喘滿者死，下利者亦死。

直視讝語，邪勝也；喘滿為氣上脫，下利為氣下脫，是皆主死。

發汗多，若重發汗者，亡其陽，讝語，脈短者死；脈自和者不死。

亡陽胃燥，讝語者脈短，津液已絕，不可復治；脈自和，為正氣未衰而尚可生也。

傷寒若吐若下後不解，不大便五六日，上至十餘日，日晡所發潮熱，不惡寒，獨語如見鬼狀。若劇者，發則不識人，循衣摸牀，惕而不安，微喘

直視，脈弦者生，濇者死。微者，但發熱讝語者，大承氣湯主之。[四]若一服利，止後服。

若吐若下，皆傷胃氣。不大便五六日，上至十餘日者，亡津液，胃氣虛，邪熱內結也。陽明王於申酉戌，日晡所發潮熱者，陽明熱甚也。不惡寒者，表證罷也。獨語如見鬼狀者，陽明內實也，以為熱氣有餘。若劇者，是熱氣甚大也。熱大甚於內，昏冒正氣，使不識人，至於循衣摸牀，惕而不安，微喘直視。傷寒陽勝而陰絕者死，陰勝而陽絕者死。熱劇者為陽勝，脈弦為陰有餘，濇為陰不足。陽熱雖劇，脈弦，知陰未絕而猶可生；脈濇則絕陰，不復可治。其邪熱微而未至於劇者，但發熱讝語，可與大承氣湯以下胃中熱。經曰：凡服下藥，中病即止，不必盡劑。此以熱未劇，故云若一服利，則止後服。

陽明病，其人多汗，以津液外出，胃中燥，大便必鞕，鞕則讝語，小承氣湯主之。[五]若一服讝語止，更莫復服。

亡津液，胃燥，大便鞕而讝語，雖無大熱內

結。亦須與小承氣湯。和其胃氣。得一服。譫語止。則胃燥以潤。更莫復與承氣湯。以本無實熱故也。

陽明病。譫語發潮熱。脉滑而疾者。小承氣湯主之。〔六〕因與承氣湯一升。腹中轉氣者。更服一升。若不轉失氣。勿更與之。明日不大便。脉反微澁者。裏虛也。為難治。不可更與承氣湯也。陽明病。譫語發潮熱。若脉沉實者。內實者也。則可下。若脉滑疾。為裏熱未實。則未可下。先與小承氣湯和之。湯入腹中。轉失氣者。中有燥屎。可更與小承氣湯一升以除之。若不轉失氣者。是無燥屎。不可更與承氣湯。至明日。邪氣傳時。脉得沉實緊牢之類。是裏實也。反得微澁者。裏氣大虛也。若大便利後。脉微澁者。止為裏虛。而猶可。此又不大便。脉反微澁。是正氣內衰。為邪所勝。故云難治。

陽明病。譫語。有潮熱。反不能食者。胃中必有燥屎五六枚也。若能食者。但鞕尒。宜大承氣湯下之。〔七〕譫語潮熱。為胃熱。當消谷引食。反不能食者。胃中有燥屎。而胃中實也。若能食者。胃中虛熱。雖鞕不得為有燥屎。雜病。虛為不欲食。實為欲食。傷寒。則胃實熱甚者。不能食。胃中虛熱甚者能食。與雜病為異也。大承氣湯以下燥屎。逐結熱。

陽明病。下血譫語者。此為熱入血室。但頭汗出者。刺期門。隨其實而瀉之。濈然汗出則愈。陽明病熱入血室。迫血下行。使下血譫語。陽明病法多汗。以奪血者。無汗。故但頭汗出也。刺期門以散血室之熱。隨其實而瀉之。以除陽明之邪熱。散邪除熱。榮衛得通。津液得復。濈然汗出而解。

汗出譫語者。以有燥屎在胃中。此為風也。須下之。過經乃可下之。下之若早。語言必亂。以表虛裏熱故也。下之則愈。宜大承氣湯。〔八〕胃中有燥屎則譫語。以汗出為表未罷。故云風也。燥屎在胃。則當下。以表未和。則未可下。須過太陽經。無表證。乃可下之。若下之早。燥屎雖除。則表邪乘虛。復陷於裏。為表虛裏實。胃虛熱甚。語言必亂。與大承氣湯。却下胃中邪熱則止。

傷寒四五日。脉沉而喘滿。沉為在裏。而反發其汗。津液越出。大便為難。表虛裏實。久則譫語。邪氣入內之時。得沉脉而喘滿。裏證具也。則當下之。反發其汗。令津液越出。胃中乾燥。大便必難。久則屎燥胃實。必發譫語。

三陽合病。腹滿身重。難以轉側。口不仁而面垢。譫語遺尿。發汗則譫語。下之則額上生汗。手足逆冷。若自汗出者。白虎湯主之。〔九〕腹滿身重。難以轉側。口不仁譫語者。陽明也。針經曰。少陽病甚則面微塵。此面垢者。少陽也。遺尿者。太陽也。三者以陽明證多。故出陽明篇中。三陽合病。為表裏有邪。若發汗攻表。則燥熱益甚。必愈譫語。若下之攻裏。表熱乘虛內陷。必額上汗出。手足逆冷。其自汗出者。

三陽經熱甚也。內經曰。熱則腠理開。榮衛通。汗大泄。與白虎湯。以解內外之熱。

二陽併病。太陽證罷。但發潮熱。手足漐漐汗出。大便難而譫語者。下之則愈。宜大承氣湯。〔十〕本太陽病。併於陽明。名曰併病。太陽證罷。是無表證。但發潮熱。是熱併陽明。一身汗出為熱越。今手足漐漐汗出。是熱聚於胃也。必大便難而譫語。經曰。手足漐然而汗出者。必大便已鞕也。與大承氣湯。以下胃中實熱。

陽明病。脉浮而緊。咽燥口苦。腹滿而喘。發熱汗出。不惡寒。反惡熱。身重。若發汗則躁。心憒憒。反譫語。若加燒針。必怵惕煩躁不得眠。若下之。則胃中空虛。客氣動膈。心中懊憹。舌上胎者。梔子豉湯主之。〔十一〕脉浮發熱。為邪在表。咽燥口苦。為熱在經。脉緊腹滿而喘。汗出不惡寒。反惡熱。身重。為邪在裏。此表裏俱有邪。

猶當和解之。若發汗攻表，表熱雖除，而内熱益甚，故躁而憒憒，反譫語。憒憒者，心亂。經曰：榮氣微者，加燒針則血不行，更發熱而躁煩。此表裏有熱，若加燒針，則損動陰氣，故怵惕煩躁不得眠也。若下，裏熱雖去，則胃中空虚，表中客邪之氣，乘虚陷於上焦，煩動於膈，使心中懊憹而不了了也。舌上胎黄者，熱氣客於胃中。舌上胎白，知熱氣客於胷中，與梔子豉湯，以吐胷中之邪。

若渴欲飲水，口乾舌燥者，白虎加人参湯主之。〔十二〕若下後，邪熱客於上焦者，為虚煩。此下後邪熱不客於上焦，而客於中焦者，是為乾燥煩渴，與白虎加人参湯，散熱潤燥。

若脉浮發熱，渴欲飲水，小便不利者，猪苓湯主之。〔十三〕此下後客熱客於下焦者也。邪氣自表入裏，客於下焦，三焦俱帶熱也。脉浮發熱者，上焦熱也；渴欲飲水者，中焦熱也；小便不利者，邪客下焦，津液不得下通也。與猪苓湯利小便，以瀉下焦之熱也。

仲景全書　卷五　十一

猪苓湯方

猪苓去皮，甘平　茯苓甘平　阿膠甘平　滑石碎，甘寒

澤瀉甘鹹寒，各壹兩

甘甚而反淡，淡味滲泄為陽，猪苓、茯苓之甘，以行小便；鹹味涌泄為陰，澤瀉之鹹，以泄伏水；滑利竅，阿膠、滑石之滑，以利水道。

右伍味，以水肆升，先煑肆味，取貳升，去滓，内下阿膠烊消，温服柒合，日叁服。

陽明病，汗出多而渴者，不可與猪苓湯。以汗多胃中燥，猪苓湯復利其小便故也。針經曰：水穀入於口，輸於腸胃，其液別為五，天寒衣薄則為溺，天熱衣厚則為汗，是汗溺一液也。汗多為津液外泄，胃中乾燥，故不可與猪苓湯利小便也。

脉浮而遲，表熱裏寒，下利清穀者，四逆湯主之。〔十四〕浮為表熱，遲為裏寒。下利清穀者，裏寒甚也。與四逆湯，温裏散寒。

若胃中虚冷，不能食者，飲水則噦。噦者，咳逆是也。千金曰：欬逆者，噦逆之名。胃中虚冷，得水則水寒相摶，胃氣逆而噦。

脉浮發熱，口乾鼻燥，能食者則衄。脉浮發熱，口乾鼻燥者，熱在經也；能食者，裏和也。熱甚於經，迫血為衄。胃中虚冷，陰勝也；水入於經，其血乃成，飲水者，助陰，氣逆為噦。發熱口乾，陽勝也；食入於陰，長氣於陽，能食者，助陽，血妄為衄。三者，偏陰偏陽之疾也。

陽明病，下之，其外有熱，手足温，不結胷，心中懊憹，饑不能食，但頭汗出者，梔子豉湯主之。〔十五〕表未罷而下者，應邪熱内陷也。熱内陷者，則外熱而無手足寒；今外有熱而手足温者，熱雖内陷，然而不深，故不作結胷也。心中懊憹，饑不能食者，熱客胷中，為虚煩也。熱自胷中熏蒸於上，故但頭汗出，而身無汗。與梔子豉湯，以吐胷中之虚煩。

仲景全書　卷五　十二

陽明病，發潮熱，大便溏，小便自可，胷脇滿不去者，小柴胡湯主之。〔十六〕陽明病潮熱，為胃實，大便鞕而小便數；今大便溏，小便自可，則胃熱未實，而水穀不別也。大便溏者，應氣降而胷脇滿去；今反不去者，邪氣猶在半表半裏之間，與小柴胡湯，以去表裏之邪。

陽明病，脇下鞕滿，不大便而嘔，舌上白胎者，可與小柴胡湯。〔十七〕上焦得通，津液得下，胃氣因和，身濈然而汗出解也。陽明病，腹滿不大便，舌上胎黄者，為邪熱入府，可下。若脇下鞕滿，雖不大便而嘔，舌上白胎者，為邪未入府，在表裏之間，與小柴胡湯以和解之。上焦得通則嘔止，津液得下則胃氣因和，汗出而解。

陽明中風，脉弦浮大而短氣，腹部滿，脇下及心痛，久按之氣不通，鼻乾，不得汗，嗜臥，一身

及面目悉黃。小便難。有潮熱。時時噦。耳前後腫。刺之小差。外不解。病過十日。脉續浮者。與小柴胡湯。[十八]脉但浮。無餘證者。與麻黃湯。[十九]若不尿。腹滿加噦者。不治。浮大為陽。風在表也。弦則為陰。風在裏也。短氣腹滿。脇下及心痛。風熱壅於腹中而不通也。若寒客於內而痛者。按之則寒氣散而痛止。此以風熱內壅。故雖久按而氣亦不通。陽明病。鼻乾不得卧。自汗出者。邪在表也。此鼻乾不得汗而嗜卧者。風熱內攻。不干表也。一身面目悉黃。小便難。有潮熱。時時噦者。風熱攻於胃也。陽明之脉。出大迎。循頰車。上耳前。過客主人。熱勝則腫。此風熱在經。故耳前後腫。刺之。經氣通。腫則小差。如此者。外證罷。則可攻。若外證不解。雖過十日。脉續浮者。邪氣猶在半表半裏。與小柴胡湯以和解之。若其脉但浮而不弦。又無諸裏證者。是邪但在表也。可與麻黃湯。以發其汗。若不尿。腹滿加噦者。關格之疾也。故云不治。難經曰。關格者。不得盡其

命而死。

陽明病。自汗出。若發汗。小便自利者。此為津液內竭。雖硬不可攻之。當須自欲大便。宜蜜煎導而通之。若土瓜根及與大猪膽汁。皆可為導。[二十]津液內竭。腸胃乾燥。大便因硬。此非結熱。故不可攻。宜以藥外治而導引之。

蜜煎導方

蜜柒合

壹味內銅器中。微火煎之。稍凝似飴狀。攪之。勿令焦著。欲可丸。併手捻作挺。令頭銳。大如指。長二寸許。當熱時急作。冷則硬。以內穀道中。以手急抱。欲大便時。乃去之。

猪膽汁方

大猪膽壹枚。瀉汁。和醋少許。以灌穀道中。如一食頃。當大便出。

陽明病。脉遲。汗出多。微惡寒者。表未解也。可發汗。宜桂枝湯。[二十一]陽明病。脉遲。汗出多。當責邪在裏。以微惡寒。知表未解。與桂枝湯和表。

陽明病。脉浮。無汗而喘者。發汗則愈。宜麻黃湯。[二十二]陽明傷寒。表實。脉浮。無汗而喘也。與麻黃湯以取汗。

陽明病。發熱汗出。此為熱越。不能發黃也。但頭汗出。身無汗。劑頸而還。小便不利。渴引水漿者。此為瘀熱在裏。身必發黃。茵蔯湯主之。[二十三]但頭汗出。身無汗。劑頸而還者。熱不得越也。小便不利。渴引水漿者。熱甚於胃。津液內竭也。胃為土而色黃。胃為熱蒸。則色奪於外。必發黃也。與茵蔯湯。逐熱退黃。

茵蔯湯方

茵蔯蒿陸两　苦微寒

梔子拾肆枚　擘　苦寒

大黄貳两　去皮　苦寒

小熱之氣。凉以和之。大熱之氣。寒以取之。茵蔯梔子之苦寒。以逐胃燥。宜下必以苦。宜補必以酸。大黄之苦寒。以下瘀熱。

右叁味。以水壹斗。先煮茵蔯。減陸升。內貳味。煮取叁升。去滓。分溫叁服。小便當利。尿如皂角汁狀。色正赤。一宿腹減。黄從小便去也。

陽明證。其人喜忘者。必有畜血。所以然者。本有久瘀血。故令喜忘。尿雖鞕。大便反易。其色必黑。宜抵

當湯下之[二十四]內經曰血并於下亂而喜忘此下本久瘀血所以喜忘也津液少大便鞕以畜血在內屎雖鞕大便反易其色黑也與抵當湯以下瘀血 陽明病下之心中懊憹而煩胃中有燥屎者可攻腹微滿初頭鞕後必溏不可攻之若有燥屎者宜大承氣湯[二十五]下後心中懊憹而煩者虛煩也當與梔子豉湯若胃中有燥屎者非虛煩也可與大承氣湯下之其腹微滿初鞕後溏是無燥屎此熱不在胃而在上也故不可攻 病人不大便五六日繞臍痛煩躁發作有時者此有燥屎故使不大便也不大便六七日者則大便必結為燥屎也胃中燥實氣不得下通故繞臍痛煩躁發作有時也 病人煩熱汗出則解又如瘧狀日晡所發熱者屬陽明也脉實者宜下之脉浮虛者宜發汗下之與

大承氣湯發汗宜桂枝湯[二十六]雖得陽明證未可便為裏實審看脉候以別內外其脉實者熱已入府為實可與大承氣湯下之其脉浮虛者是熱未入府猶在表也可與桂枝湯發汗則愈 大下後六七日不大便煩不解腹滿痛者此有燥屎也所以然者本有宿食故也宜大承氣湯[二十七]大下之後則胃弱不能消穀至六七日不大便則宿食以結不消故使煩熱不解而腹滿痛是知有燥屎也與大承氣湯以下除之 病人小便不利大便乍難乍易時有微熱喘冒不能臥者有燥屎也宜大承氣湯[二十八]小便利則大便鞕此以有燥屎故小便不利而大便乍難乍易胃熱者發熱喘冒無時及嗜臥也此燥屎在胃故時有微熱喘冒不得臥也與大承氣湯以下燥屎 食穀欲嘔者屬陽明也吳茱萸湯主之[二十九]得湯反劇者屬上焦也上焦主內胃為之市食穀欲嘔者胃不受也與吳茱萸湯以溫胃氣得湯反劇者上焦不內也以治上焦法治之

吳茱萸湯方

吳茱萸壹升洗 辛熱　人參叁兩 甘溫　生薑陸兩切 辛溫

大棗拾貳枚擘 甘溫

內經曰寒淫於內治以甘熱佐以苦辛吳茱萸生薑之辛以溫胃人參大棗之甘以緩脾

右肆味以水柒升煑取貳升去滓溫服柒合日叁服

太陽病寸緩關浮尺弱其人發熱汗出復惡寒不嘔但心下痞者此以醫下之也如其不下者病人

不惡寒而渴者此轉屬陽明也小便數者大便必鞕不更衣十日無所苦也渴欲飲水少少與之但以法救之渴者宜五苓散[三十]太陽病脉陽浮陰弱為邪在表今寸緩關浮尺弱邪氣漸傳裏則發熱汗出復惡寒者表未解也傳經之邪入裏裏不和者必嘔此不嘔但心下痞者醫下之早邪氣留於心下也如其不下者必漸不惡寒而渴太陽之邪轉屬陽明也若吐若下若發汗後小便數大便鞕者當與小承氣湯和之此不因吐下發汗後小便數大便鞕若是無滿實雖不更衣十日無所苦也候津液還入胃中小便數少大便必自出也渴欲飲水者少少與之以潤胃氣但審邪氣所在以法救之如渴不止與五苓散是也 脉陽微而汗出少者為自和也汗出多者為太過脉陽微者邪氣少汗出少者為適當故自和汗出多者反損正氣是汗出太過也 陽脉實因發其汗出多者

亦為太過太過為陽絶於裏亡津液大便因鞕也陽脉實者表熱甚也因發汗熱乗虚烝津液外泄致汗出太過汗出多者亡其陽陽絶於裏腸胃乹燥大便因鞕也脉浮而芤浮為陽芤為陰浮芤相摶胃氣生熱其陽則絶浮芤相摶陰陽不諧胃氣獨治鬱而生熱消爍津液其陽為絶趺陽脉浮而濇浮則胃氣強濇則小便数浮濇相摶大便則難其脾為約麻人丸主之〔三十一〕趺陽者脾胃之脉診浮為陽知胃氣強濇為陰知脾為約約者儉約之約又約束之約內經曰飲入於胃游溢精氣上輸於脾脾氣散精上歸於肺通調水道下輸於膀胱水精四布五經並行是脾主為胃行其津液者也今胃強脾弱約束津液不得四布但輸膀胱致小便数大便難與脾約丸通腸潤燥

麻人丸方

麻子人貳升甘平 芍藥半斤酸平 枳實半斤炙苦寒

大黄壹觔去皮苦寒 厚朴壹尺炙去皮苦温 杏仁壹斤去皮尖熬別作脂甘温

內經曰脾欲緩急食甘以緩之麻子杏仁之甘緩脾而潤燥津液不足以酸收之芍藥之酸以斂津液腸燥胃強以苦泄之枳實厚朴大黄之苦下燥結而泄胃強也

右陸味為末煉蜜為丸桐子大飲服十丸日貳服漸加以知為度

太陽病三日發汗不觧烝烝發熱者屬胃也調胃承氣湯主之〔三十二〕烝烝者如熱熏烝言甚熱也太陽病三日發汗不觧則表邪已罷烝烝發熱胃熱為甚與調胃承氣湯下胃熱

傷寒吐後腹脹滿者與調胃承氣湯〔三十三〕內經曰諸脹腹大皆屬於熱熱在上焦則吐吐後不觧復腹脹滿者邪熱入胃也與調胃承氣湯下其胃熱

太陽病若吐若下若發汗微煩小便数大便因鞕者與小承氣湯和之愈〔三十四〕吐下發汗皆損津液表邪乗虚傳裏大煩者邪在表也微煩者邪入裏也小便数大便因鞕者其脾為約也小承氣湯和之愈

得病二三日脉弱無太陽柴胡證煩躁心下鞕至四五日雖能食以小承氣湯少少與微和之令小安至六日與承氣湯一升若不大便六七日小便少者雖不能食但初頭鞕後必溏未定成鞕攻之必溏須小便利屎定鞕乃可攻之宜大承氣湯〔三十五〕針經曰脉軟者病將下弱為陰脉當責邪在裏得病二三日脉弱是日数雖淺而邪氣已

入裏也無太陽證為表證已罷無柴胡證為無半表半裏之證煩躁心下鞕者邪氣內甚也胃實熱甚則不能食胃虚熱甚至四五日雖能食亦當與小承氣湯微和之至六日則熱甚與大承氣湯一升若不大便六七日小便多者為津液內竭大便必鞕則可下之小便少者則胃中水穀不別必初鞕後溏雖不能食為胃實以小便少則未定成鞕亦不可攻須小便利屎定鞕乃可攻之

傷寒六七日目中不了了睛不和無表裏證大便難身微熱者此為實也急下之宜大承氣湯〔三十六〕內經曰諸脉者皆屬於目傷寒六七日邪氣入裏之時目中不了了睛不和者邪熱內甚上熏于目也無表裏證大便難者裏實也身大熱者表熱也身微熱者裏熱也針經曰熱病目不明熱不已者死此目中不了了睛不和則證近危惡也須急與大承氣湯下之

陽明發熱汗多者急下之宜大承氣湯〔三十七〕邪熱入府外發熱汗多者熱迫津液將竭急與大承氣湯以下

其府熱。

發汗不解，腹滿痛者，急下之，宜大承氣湯。〔三十八〕發汗不解，邪熱傳入府，而成腹滿痛者，傳之迅也，是須急下之。

腹滿不減，減不足言，當下之，宜大承氣湯。〔三十九〕腹滿不減，邪氣實也。經曰：大滿大實，自可除下之。大承氣湯，下其滿實。若腹滿時減，非內實也，則不可下。金匱要略曰：腹滿時減，復如故，此為寒，當與溫藥。是減不足言也。

陽明少陽合病，必下利。其脈不負者，順也。負者，失也。互相尅賊，名為負也。脈滑而數者，有宿食也，當下之，宜大承氣湯。〔四十〕陽明土，少陽木，二經合病，氣不相和，則必下利。少陽脈不勝，陽明不負，是不相尅，為順也。若少陽脈勝，陽明脈負者，是鬼賊相尅，為正氣失也。脈經曰：脈滑者，為病食也。又曰：滑數則胃有宿食。下利者，脈當微厥，今脈滑數，知胃有宿食，與大承氣湯以下除之。

病人無表裏證，發熱七八日，雖脈浮數者，可下之。假令已下，脈數不解，合熱則消穀喜饑，至六七日不大便者，有瘀血，宜抵當湯。〔四十一〕七八日，邪入府之時，病人無表裏證，但發熱，雖脈浮數，亦可與大承氣湯下之。浮為熱客於氣，數為熱客於血。下之，邪熱去，而浮數之脈相當解。若下後數脈去而脈但浮，則是榮血間熱併於衛氣間也，當為邪氣獨留心中則饑，邪熱不殺穀，潮熱發渴之證。此下之後，浮脈去而數不解，則是衛氣間熱合於榮血間也。熱氣合併，迫血下行，胃虛脇熱，消穀喜饑。血至下焦，若大便利者，下血乃愈。若六七日不大便，則血不得行，畜積於下，為瘀血，與抵當湯以下去之。

若脈數不解，而下不止，必脇熱而便膿血也。下後脈數不解，而不大便者，是熱不得泄，畜血於下，為瘀血也。若下後脈數不解，而下利不止者，為熱得下泄，迫血下行，必便膿血。

傷寒發汗已，身目為黃，所以然者，以寒濕在裏不解故也。以為不可下也，於寒濕中求之。金匱要略曰：黃家所起，從濕得之。汗出熱去，則不能發黃。發汗已，身目為黃者，風氣去，濕氣在也。脾惡濕，濕氣內著，脾色外奪者，身目為黃。若瘀血在裏發黃者，則可下。所以寒濕在裏，故不可下，當從寒濕法治之。

傷寒七八日，身黃如橘子色，小便不利，腹微滿者，茵蔯蒿湯主之。〔四十二〕當熱甚之時，身黃如橘子色，是熱毒發泄於外。內經曰：膀胱者，津液藏焉，氣化則能出。小便不利，小腹滿者，熱氣甚於外，而津液不得下行也。與茵蔯湯，利小便，退黃逐熱。

傷寒身黃發熱者，梔子蘗皮湯主之。〔四十三〕傷寒身黃，胃有瘀熱，當須下去之。此以發熱為熱未實，與梔子蘗皮湯解散之。

梔子蘗皮湯方

梔子壹拾伍箇，苦寒　甘草壹兩，甘平　黃蘗貳兩

右叁味，以水肆升，煑取壹升半，去滓，分溫再服。

傷寒瘀熱在裏，身必發黃，麻黃連軺赤小豆湯主之。〔四十四〕濕熱相交，民多病癉。癉，黃也。傷寒為寒濕在表，發黃為瘀熱在裏，與麻黃連軺赤小豆湯除熱散濕。

麻黃連軺赤小豆湯方

麻黃貳兩，甘溫，去節　赤小豆壹升，甘平　連軺貳兩，連翹房也

杏仁肆拾箇，甘溫，去皮尖　大棗拾貳枚，甘溫　生梓白皮壹升，苦寒

生薑貳兩，辛溫，切　甘草貳兩，甘平，炙

內經曰：濕上甚而熱，治以苦溫，佐以甘辛，以汗為故止，此之謂也。又煎用潦水者，亦取其水味薄，則不助濕氣。

巳上捌味。以潦水壹斗。先煮麻黄。再沸去上沫。內諸藥。煮取叁升。分温叁服。半日服盡。

辨少陽病脈證并治第九

少陽之病。口苦咽乾目眩也。足少陽膽經也。內經曰。有病口苦者。名曰膽癉。甲乙經曰。膽者中精之府。五藏取决於膽。咽為之使。少陽之脈。起於目銳眥。少陽受邪。故口苦咽乾目眩。

少陽中風。兩耳無所聞。目赤。胷中滿而煩者。不可吐下。吐下則悸而驚。少陽之脈。起於目眥。走於耳中。其支者。下胷中貫膈。風傷氣。風則為熱。少陽中風。氣壅而熱。故耳聾目赤。胷滿而煩。邪在少陽。為半表半裏。以吐除煩。吐則傷氣。氣虛者悸。以下除滿。下則亡血。血虛者驚。

傷寒。脈弦細。頭痛發熱者。屬少陽。少陽不可發汗。發汗則讝語。此屬胃。胃和則愈。胃不和則煩悸。經曰。三部俱弦者。少陽受病。脈細者。邪漸傳裏。雖頭痛發熱。為表未解。以邪客少陽。為半在表半在裏。則不可發汗。發汗亡津液。胃中乾燥。少陽之邪。因傳入胃。必發讝語。當與調胃承氣湯下之。胃和則愈。不下。則胃為少陽木邪干之。故煩而悸。

本太陽病。不解。轉入少陽者。脇下鞕滿。乾嘔不能食。往來寒熱。尚未吐下。脈沉緊者。與小柴胡湯。[一]太陽轉入少陽。是表邪入於裏。脇下鞕滿。不能食。往來寒熱者。邪在半表半裏之間。若已經吐下。脈沉緊者。邪陷入府。為裏實。尚未經吐下。而脈沉緊。為傳裏雖深。未全入府。外猶未解也。與小柴胡湯以和解之。

若巳吐下。發汗。温鍼。讝語。柴胡湯證罷。此為壞病。知犯何逆。以法治之。少陽之邪。在表裏之間。若妄吐下發汗温鍼。損耗津液。胃中乾燥。木邪干胃。必發讝語。若柴胡證不罷者。則不為逆。柴胡證罷者。壞病也。詳其因何治之逆。以法救之。

三陽合病。脈浮大。上關上。但欲眠睡。目合則汗。關脈以候少陽之氣。太陽之脈浮。陽明之脈大。脈浮大上關上。知三陽合病。膽熱則睡。少陰病。但欲眠睡。目合則無汗。以陰不得有汗。但欲眠睡。目合則汗。知三陽合病。膽有熱也。

傷寒六七日。無大熱。其人躁煩者。此為陽去入陰故也。表為陽。裏為陰。邪在表。則外有熱。六七日邪氣入裏之時。外無大熱。內有躁煩者。表邪傳裏也。故曰陽去入陰。

傷寒三日。三陽為盡。三陰當受邪。其人反能食而不嘔。此為三陰不受邪也。傷寒四日。表邪傳裏。裏不和。則不能食而嘔。今反能食而不嘔。是邪不傳陰。但在陽也。

傷寒三日。少陽脈小者。欲巳也。內經曰。大則邪至。小則平。傷寒三日。邪傳少陽。脈當弦緊。今脈小者。邪氣微而欲巳也。

少陽病。欲解時。從寅至辰上。內經曰。陽中之少陽。通於春氣。寅卯辰。少陽木生之時。

釋音

廁　初吏切。圊溷也。　瘕　音假。腹中久病。　疸　音旦。黄病。　憒　古對切。心亂也。

怵　勑律切。恐也。　惕　音踢。敬也。又憂懼也。　癉　丁賀切。勞病也。

註解傷寒論卷第五

註解傷寒論卷第六　仲景全書第十六

漢　長沙守　張仲景　述

晉　太醫令　王叔和　撰次

宋　聊攝人　成無已　註解

明　虞山人　趙開美　校句

辨太陰脉證并治第十

太陰之為病，腹滿而吐，食不下，自利益甚，時腹自痛。若下之，必胷下結鞕。太陰為病，陽邪傳裏也。太陰之脉布胃中，邪氣壅而為腹滿。上不得降者，嘔吐而食不下。下不得上者，自利益甚。時腹自痛。陰寒在內而為腹痛者，則為常痛。此陽邪干裏，雖痛而亦不常痛，但時時腹自痛也。若下之，則陰邪留於胷下，為結鞕。經曰：病發

於陰而反下之，因作痞。

太陰中風，四肢煩疼，陽微陰濇而長者，為欲愈。太陰，脾也，主營四末。太陰中風，四肢煩疼者，風淫末疾也。表邪少則微，裏向和則濇而長。長者，陽也。陰病見陽脉則生，以陰得陽則解，故云欲愈。

太陰病欲解時，從亥至丑上。脾為陰主，王於丑亥子，向王，故云解時。

太陰病，脉浮者，可發汗，宜桂枝湯。〔一〕經曰：浮為在表，沉為在裏。太陰病脉浮者，邪在經也，故當汗散之。

自利不渴者，屬太陰，以其藏有寒故也。當溫之，宜服四逆輩。〔二〕自利而渴者，屬少陰，為寒在下焦。自利不渴者，屬太陰，為寒在中焦。與四逆等湯，以溫其藏。

傷寒脉浮而緩，手足自溫者，繫在太陰。太陰當發身黃；若小便自利者，不能發黃。至七八日，雖暴煩，下利日十餘行，必自止。以脾家實，

腐穢當去故也。太陰病至七八日，大便鞕者，為太陰入府，傳于陽明也。今至七八日暴煩，下利十餘行者，脾家實，腐穢去也。下利煩躁者死，此以脾氣和，逐邪下泄，故雖暴煩，下利日十餘行，而利必自止。

本太陽病，醫反下之，因爾腹滿時痛者，屬太陰也，桂枝加芍藥湯主之。〔三〕表邪未罷，醫下之，邪因乘虛傳于太陰，裏氣不和，故腹滿時痛，與桂枝湯以解表，加芍藥以和裏。大實痛者，桂枝加大黃湯主之。大實大滿，自可除下之，故加大黃以除大實。

太陰為病，脉弱，其人續自便利，設當行大黃芍藥者，宜減之，以其人胃氣弱，易動故也。腹滿痛者，太陰病也。脉弱，其人續自便利，則邪雖在裏，未成大實，欲與大黃芍藥攻滿痛者，宜少與之，以胃氣尚弱，易為動利也。

辨少陰病脉證并治第十一

少陰之為病，脉微細，但欲寐也。少陰為病，脉微細，為邪氣傳裏深也。衛氣行於陽則寤，行於陰則寐。邪傳少陰，則氣行於陰而不行於陽，故但欲寐。

少陰病，欲吐不吐，心煩，但欲寐，五六日自利而渴者，屬少陰也。虛故引水自救。若小便色白者，少陰病形悉具。小便白者，以下焦虛有寒，不能制水，故令色白也。欲吐不吐，心煩者，表邪傳裏也。若腹滿痛，則屬太陰。此但欲寐，則知屬少陰。五六日，邪傳少陰之時。自利不渴者，寒在中焦，屬太陰。此自利而渴，為寒在下焦，屬少陰。腎虛水燥，渴欲引水自救。下焦虛寒，不能制水，小便色白也。經曰：下利欲飲水者，以有熱故也。此下利雖渴，然以小便色白，明非裏熱，不可不察。

病人脉陰陽俱緊，反汗出者，亡陽也。此屬少陰，法當咽痛而復吐利。脉陰陽俱緊，為少陰寒，法當無汗，反汗出者，陽虛不

固也故云亡陽以無陽陰獨是屬少陰内經曰邪客少陰之絡令人嗌痛不可内食少陰寒甚是當咽痛而復吐利少陰病欬而下利讝語者被火氣劫故也小便必難以強責少陰汗也欬而下利裏寒而亡津液也反以火劫強責少陰汗者津液内竭加火氣煩之故讝語小便難也少陰病脈細沉數病為在裏不可發汗少陰病始得之反發熱脈沉者為邪在經可與麻黃附子細辛湯發汗此少陰病脈細沉數為病在裏故不可發汗少陰病脈微不可發汗亡陽故也陽已虛尺脈弱濇者復不可下之脈微為亡陽表虛不可發汗脈弱濇為亡陽裏虛復不可下少陰病脈緊至七八日自下利脈暴微手足反温脈緊反去者為欲解也雖煩下利必自愈少陰病脈緊者寒甚也至七八日傳經盡欲解之時自下利脈

暴微者寒氣得泄也若陰寒勝正陽虛而泄者則手足厥而脈緊不去今手足反温脈緊反去知陽氣復寒氣去故為欲解下利煩燥者逆此正勝邪微雖煩下利必自止少陰病下利若利自止惡寒而踡卧手足温者可治少陰病下利惡寒踡卧寒極而陰勝也利自止手足温者裏和陽氣得復故為可治少陰病惡寒而踡時自煩欲去衣被者可治惡寒而踡陰寒甚也時自煩欲去衣被為陽氣得復故云可治少陰中風脈陽微陰浮者為欲愈少陰中風陽脈當浮而陽脈微者表邪緩也陰脈當沉而陰脈浮者裏氣和也陽中有陰陰中有陽陰陽調和故為欲愈少陰病欲解時從子至寅上陽生于子子為一陽丑為二陽寅為三陽少陰解于此者陰得陽則解也少陰病吐利手足不逆冷反發熱者不死脈不至灸少陰七壯經曰少陰病吐利躁煩四逆者

死吐利手足不厥冷者則陽氣不衰雖反發熱不死脈不至者吐利暴虛也灸少陰七壯以通其脈少陰病八九日一身手足盡熱者以熱在膀胱必便血也膀胱太陽也少陰太陽為表裏少陰病至八九日寒邪變熱復傳太陽太陽為諸陽主氣熱在太陽故一身手足盡熱太陽經多血少氣為熱所乘則血散下行必便血也少陰病但厥無汗而強發之必動其血未知從何道出或從口鼻或從目出是名下厥上竭為難治但厥無汗熱行于裏也而強發汗虛其經絡熱乘經虛迫血安行從虛而出或從口鼻或從目出諸厥者皆屬于下但厥為下厥血亡于上為上竭傷氣損血邪甚正虛故為難治少陰病惡寒身踡而利手足逆冷者不治針經曰多熱者易已多寒者難治此内外寒極純陰無陽故云不治少陰病吐利躁煩四逆者死吐利者寒甚于裏四

逆者寒甚于表躁煩則陽氣欲絶是便死矣少陰病下利止而頭眩時時自冒者死下利止則水穀竭眩冒則陽氣脱故死少陰病四逆惡寒而身踡脈不至不煩而躁者死四逆惡寒而身踡則寒甚脈不至則真氣絶煩熱也躁亂也若憤躁之躁從煩至躁為熱來有漸則猶可不煩而躁是氣欲脱而争也譬猶燈將滅而暴明其能久乎少陰病六七日息高者死腎為生氣之源呼吸之門少陰病六七日不愈而息高者生氣斷絶也少陰病脈微細沉但欲卧汗出不煩自欲吐至五六日自利復煩躁不得卧寐者死陰氣方盛至五六日傳經盡陽氣得復則愈反更自利煩躁不得卧寐則正氣弱陽不能復病勝藏故死少陰病始得之反發熱脈沉者麻黃附子細辛湯主之[一]少陰病當無熱惡寒反發熱者邪在表也雖脈

沉。以始得則邪氣未深。亦當溫劑發汗以散之。

麻黄附子細辛湯方

麻黄貳兩去節甘熱　細辛貳兩辛熱　附子壹枚炮去皮破捌片辛熱

內經曰。寒淫於內。治以甘熱。佐以苦辛。以辛潤之。麻黄之甘。以解少陰之寒。細辛附子之辛。以溫少陰之經。

右叁味。以水壹斗。先煑麻黄。减貳升。去上沫。內諸藥。煑取叁升。去滓。溫服壹升。日叁服。

少陰病。得之二三日。麻黄附子甘草湯。[二]微發汗。以二三日無證。故微發汗也。二三日邪未深也。既無吐利厥逆諸裏證。則可與麻黄附子甘草湯。微汗以散之。

麻黄附子甘草湯方

麻黄貳兩去節　甘草貳兩炙　附子壹枚炮去皮

麻黄甘草之甘。以散表寒。附子之辛。以溫經氣。

右叁味。以水柒升。先煑麻黄壹兩沸。去上沫。內諸藥。煑取叁升。去滓。溫服壹升。日叁服。

少陰病。得之二三日以上。心中煩。不得卧。黄連阿膠湯主之。[三]脉經曰。風傷陽。寒傷陰。少陰受病。則得之於寒。二三日已上。寒極變熱之時。熱煩於內。心中煩。不得卧也。與黄連阿膠湯。扶陰散熱。

黄連阿膠湯方

黄連肆兩苦寒　黄芩壹兩苦寒　芍藥貳兩酸平

雞子黄貳枚甘溫　阿膠叁兩甘溫

陽有餘。以苦除之。黄芩黄連之苦。以除熱。陰不足。以甘補之。雞黄阿膠之甘。以補血。酸。收也。泄也。芍藥之酸。收陰氣而泄邪熱。

右伍味。以水伍升。先煑叁物。取貳升。去滓。內膠烊盡。小冷。內雞子黄。攪令相得。溫服柒合。日叁服。

少陰病。得之一二日。口中和。其背惡寒者。當灸之。附子湯主之。[四]少陰客熱。則口燥舌乾而渴。口中和者。不苦不燥。是無熱也。背為陽。背惡寒者。陽氣弱。陰氣勝也。經曰。無熱惡寒者。發於陰也。灸之助陽消陰。與附子湯。溫經散寒。

附子湯方

附子貳枚破八片去皮辛熱　茯苓叁兩甘平　人參貳兩甘溫

白朮肆兩甘溫　芍藥叁兩酸平

辛以散之。附子之辛以散寒。甘以緩之。茯苓人參白朮之甘以補陽。酸以收之。芍藥之酸以扶陰。所以然者。偏陰偏陽則為病。火欲實。水當平之。不欲偏勝也。

右伍味。以水捌升。煑取叁升。去滓。溫服壹升。日叁服。

少陰病。身體痛。手足寒。骨節痛。脉沉者。附子湯主之。[五]少陰腎水而主骨節。身體疼痛。支冷。脉沉者。寒成於陰也。身疼骨痛。若脉浮。手足熱。則可發汗。此手足寒。脉沉。故當與附子湯溫經。

少陰病。下利便膿血者。桃花

湯主之[六]陽病下利便膿血者協熱也少陰病下利便膿血者下焦不約而裹寒也與桃花湯固下散寒

桃花湯方

赤石脂壹斤壹半全用壹半篩末甘温　乾薑壹兩辛熱

粳米壹升甘平

澁可去脫赤石脂澁以固腸胃辛以散寒乾薑之辛以散裹寒粳米之甘以補正氣

右叁味以水柒升煑米令熟去滓温服柒合内赤石脂末方寸匕日叁服若壹服愈餘勿服

少陰病二三日至四五日腹痛小便不利下利不止便膿血者桃花湯主之[七]二三日以至四五日寒邪入裹深也腹痛裹寒也小便不利者水穀不別也下利不止便膿血者腸胃虚弱下焦不固也與桃花湯固腸止利也

少陰病下痢便膿血者可刺下焦血氣畱聚腐化則為膿血刺之以利下焦宣通血氣

少陰病吐利手足厥冷煩躁欲死者呉茱萸湯主之[八]吐利手足厥冷則陰寒氣甚煩躁欲死者陽氣内争與呉茱萸湯助陽散寒

少陰病下痢咽痛胷滿心煩者猪膚湯主之[九]少陰之脉從腎上貫肝膈入肺中循喉嚨其支別者從肺出絡心注胷中邪自陽經傳于少陰陰虚客熱下利咽痛胷滿心煩也與猪膚湯調陰散熱

猪膚湯方

猪膚壹斤甘寒

猪水畜也其氣先入腎少陰客熱是以猪膚解之加白蜜以潤燥除煩白粉以益氣断利

右壹味以水壹斗煑取伍升去滓加白蜜壹升白粉伍合熬香和相得温分陸服

少陰病二三日咽痛者可與甘草湯[十]不差者與桔梗湯[十]陽邪傳于少陰邪熱為咽痛服甘草湯則差若寒熱相摶為咽痛者服甘草湯若不差與桔梗湯以和少陰之氣

甘草湯方

甘草貳兩

右壹味以水叁升煑取壹升半去滓温服柒合日貳服

桔梗湯方

桔梗壹兩辛甘微温　甘草貳兩甘平

桔梗辛温以散寒甘草味甘平以除熱甘梗相合以調寒熱

右貳味以水叁升煑取壹升去滓分温再服

少陰病咽中傷生瘡不能語言聲不出者苦酒湯主之[十一]熱傷於絡則經絡乾燥使咽中傷生瘡不能言語聲不出者與苦酒湯以解絡熱愈咽瘡

苦酒湯方

半夏洗破如棗核大拾肆枚辛温　雞子壹枚去黄内上苦酒著雞子殻中甘微寒

辛甘散之半夏之辛以發音聲甘以緩之雞子之甘以緩咽痛酸以收之苦酒之酸以歛咽瘡

右貳味，內半夏著苦酒中，以雞子殼置刀鐶中，安火上，令三沸，去滓，少少含嚥之。不差，更作三劑。

少陰病，咽中痛，半夏散及湯主之。[十二]甘草湯主少陰客熱咽痛，桔梗湯主少陰寒熱相摶咽痛，半夏散及湯主少陰客寒咽痛也。

半夏散及湯方

半夏洗 辛溫　桂枝去皮 辛熱　甘草炙 甘平 已上各等分

內經曰：寒淫所勝，平以辛熱，佐以甘苦。半夏、桂枝之辛，以散經寒；甘草之甘，以緩正氣。

已上叁味，各別擣篩已，合治之，白飲和服方寸匕，日叁服。若不能散服者，以水壹升，煎柒沸，內散兩方寸匕，更煎叁沸，下火令小冷，少少嚥之。

少陰病，下利，白通湯主之。[十三]少陰主水，少陰客寒，不能制水，故自利也。

白通湯方

白通湯溫裏散寒。

葱白肆莖 辛溫　乾薑壹兩 辛熱　附子壹枚，生用，去皮，破捌片 辛熱

內經曰：腎苦燥，急食辛以潤之。葱白之辛，以通陽氣；薑附之辛，以散陰寒。

右叁味，以水叁升，煮取壹升，去滓，分溫再服。

少陰病，下利脉微者，與白通湯。利不止，厥逆無脉，乾嘔煩者，白通加猪膽汁湯主之。[十四]服湯，脉暴出者死，微續者生。少陰病下利，脉微，為寒極陰勝，與白通湯復陽散寒。服湯利不止，厥逆無脉，乾嘔煩者，寒氣太甚，內為格拒，陽氣逆亂也，與白通湯加猪膽汁湯以和之。內經曰：逆而從之，從而逆之。又曰：逆者正治，從者反治。此之謂也。服湯脉暴出者，正氣因發泄而脫也，故死；脉微續者，陽氣漸復也，故生。

白通加猪膽汁方

葱白肆莖　乾薑壹兩　附子壹枚，生，去皮，破捌片

人尿伍合 鹹寒　猪膽汁壹合 苦寒

內經曰：若調寒熱之逆，冷熱必行，則熱物冷服，下嗌之後，冷體既消，熱性便發，由是病氣隨愈，嘔噦皆除，情且不違，而致大益。此和人尿、猪膽汁鹹苦寒物于白通湯熱劑中，要其氣相從，則可以去格拒之寒也。

已上叁味，以水叁升，煮取壹升，去滓，內膽汁、人尿，和令相得，分溫再服。若無膽，亦可用。

少陰病，二三日不已，至四五日，腹痛，小便不利，四肢沉重疼痛，自下利者，此為有水氣。其人或欬，或小便利，或下利，或嘔者，真武湯主之。[十五]少陰病二三日，則邪氣猶淺；至四五日，邪氣已深。腎主水，腎病不能制水，水飲停為水氣。腹痛者，寒濕內甚也；四肢沉重疼痛，寒濕外甚也；小便不利，自下利者，濕勝而水穀不別也。內經曰：濕勝則濡泄。與真武湯，益陽氣，散寒濕。

真武湯方

茯苓叁兩 甘平　芍藥叁兩 酸平　生薑叁兩，切 辛溫

白术貳两甘温　附子壹枚炮去皮破捌片辛熱

脾惡濕。甘先入脾。茯苓白术之甘。以益脾逐水。寒淫所勝。平以辛熱。濕淫所勝。佐以酸平。附子芍藥生薑之酸辛。以温經散濕。

右伍味。以水捌升。煑取叁升。去滓。温服柒合。日叁服。後加减法。

若欬者。加五味子半升。細辛乾薑各壹两。氣逆欬者。五味子之酸。以收逆氣。水寒相搏則欬。細辛乾薑之辛。以散水寒。若小便利者。去茯苓。小便利則無伏水。故去茯苓。若下利者。去芍藥加乾薑貳两。芍藥之酸。泄氣。乾薑之辛。散寒。若嘔者。去附子加生薑足前成半斤。氣逆則嘔。附子補氣。生薑散氣。千金曰。嘔家多服生薑。此為嘔家聖藥。

少陰病下利清穀。裏寒外熱。手足厥逆。脉微欲絶。身反不惡寒。其人面赤色。或腹痛。或乾嘔。或咽痛。或利止脉不出者。通脉四逆湯主之。〔十六〕下利清穀。手足厥逆。脉微欲絶。為裏寒。身熱不惡寒。面色赤。為外熱。此陰甚于内。格陽於外。不相通也。與通脉四逆湯。散陰通陽。

通脉四逆湯方

甘草貳两炙　附子大者壹枚生用去皮破捌片

乾薑叁两强人可肆两

右叁味。以水叁升。煑取壹升貳合。去滓。分温再服。其脉即出者愈。

面色赤者。加葱玖莖。葱味辛。以通陽氣。腹中痛者。去葱加芍藥貳两。芍藥之酸。通寒利腹中痛。為氣不通也。嘔者加生薑貳两。辛以散之。嘔為氣不散也。咽痛者去芍藥加桔梗壹两。咽中如結。加桔梗則能散之。利止脉不出者。去桔梗加人參貳两。利止脉不出者。亡血也。加人參以補之。經曰。脉微而利。亡血也。四逆加人參湯主之。又病皆與方相應者。乃可服之。

少陰病。四逆。其人或欬或悸。或小便不利。或腹中痛。或泄利下重者。四逆散主之。〔十七〕四逆者。四肢不温也。傷寒邪在三陽。則手足必熱。傳到太陰。手足自温。至少陰。則邪熱漸深。故四肢逆而不温也。及至厥陰。則手足厥冷。是又甚於逆。四逆散。傳陰之熱也。

四逆散方

甘草炙甘平　枳實破水漬炙乾苦寒　柴胡苦寒

芍藥酸微寒

内經曰。熱淫於内。佐以甘苦。以酸收之。以苦發之。枳實甘草之苦。以泄裏熱。芍藥之酸。以收陰氣。柴胡之苦。以發表熱。

右肆味。各拾分。擣篩。白飲和服方寸匕。日叁服。

欬者。加五味子乾薑各伍分。并主下痢。肺寒氣逆則欬。五味子之酸。收逆氣。乾薑之辛。散肺寒。并主下痢者。肺與大腸為表裏。上欬下痢。治則頗同。悸者。加桂枝伍分。悸者。氣虚而不能通行。心下築築然悸動也。桂。猶圭也。引導陽氣。若熱以使。小便不利者。加茯苓伍分。茯苓味甘而淡。用以滲泄。腹中痛者。加附子壹枚。炮令坼。裏虚遇邪則痛。加附子以補虚。泄利下重者。先以水伍升。煑薤白取叁升。去滓。以散叁方寸匕內湯中煮取壹升半分溫再服泄利下重者下焦氣滯也加薤白以泄氣滯少陰病下利六七日欬而嘔渴心煩不得眠者猪苓湯主之[十八]下利不渴者裏寒也經曰自利不渴者屬太陰以其藏寒故也此下利嘔渴知非虛寒心煩不得眠知協熱也與猪苓湯滲泄小便分別水穀經曰復不止當利其小便此之謂歟少陰病得之二三日口燥咽乾者急下之宜大承氣湯[十九]傷寒傳經五六日邪傳少陰則口燥舌乾而渴為邪漸深也今少陰病得之二三日邪氣未深入之時便作口燥咽乾者是邪熱已甚腎水乾也急與大承氣湯下之以全腎也少陰病自利清水色純青心下必痛口乾燥者急下之宜大承氣湯[二十]少陰腎水也青肝色也自利色青為肝邪乘腎難經曰從前來者為實邪以腎蘊實邪必心下痛口乾燥也與大承氣湯以下實邪少陰

病六七日腹脹不大便者急下之宜大承氣湯[二十一]此少陰入府也六七日少陰之邪入府之時陽明內熱壅甚腹滿不大便也陽明病土勝腎水則乾急與大承氣湯下之以救腎水少陰病脉沉者急溫之宜四逆湯[二十二]既吐且利小便復利而大汗出下利清穀內寒外熱脉微欲絕者不云急溫此少陰有脉沉而云急溫者彼雖寒甚然而證已形見於外治之則有成法此初頭脉沉未有形證不知邪氣所之將發何病是急與四逆湯溫之少陰病飲食入口則吐心中溫溫欲吐復不能吐始得之手足寒脉弦遲者此胷中實不可下也當吐之若膈上有寒飲乾嘔者不可吐也急溫之宜四逆湯[二十三]傷寒表邪傳裏至於少陰少陰之脉從肺出絡心注胷中邪既留於胷中而不散者飲食入口則吐心中溫溫欲吐陽受氣於胷中邪既留於胷中則陽氣不得宣發於外是以始得之手足寒脉弦遲此是胷中實不可下而當吐其膈上有寒飲亦使人心中溫溫而手足寒吐則物出嘔則物不出吐與嘔別焉胷中實則吐而物出若膈上有寒飲則但乾嘔而不吐也此不可吐可與四逆湯以溫其膈少陰病下利脉微濇嘔而汗出必數更衣反少者當溫其上灸之脉微為亡陽濇為亡血下利嘔而汗出亡陽亡血也津液不足裏有虛寒必數更衣反少者溫其上以助其陽也灸之以消其陰

辨厥陰病脉證并治第十二

厥陰之為病消渴氣上撞心心中疼熱饑而不欲食食則吐蚘下之利不止邪傳厥陰則熱已深也邪自太陽傳至太陰則腹滿而嗌乾未成渴也邪至少陰者口燥舌乾而渴未成消也至厥陰成消渴者熱甚能消水故也

飲水多而小便少者謂之消渴朮生於火肝氣通心厥陰客熱氣上撞心心中疼熱傷寒六七日厥陰受病之時為傳經盡則當入府胃虛客熱饑不欲食蚘在胃中無食則動聞食嗅而出得食吐蚘此熱在厥陰經也若便下之虛其胃氣厥陰木邪相乘必吐下不止厥陰中風脉微浮為欲愈不浮為未愈經曰陰病見陽脉而生浮者陽也厥陰中風脉微浮為邪氣還表向汗之時故云欲愈厥陰病欲解時從丑至卯上厥陰木也王於卯丑寅向王故為解時厥陰病渴欲飲水者少少與之愈邪至厥陰為傳經盡欲汗之時渴欲得水者少少與之胃氣得潤則愈諸四逆厥者不可下之虛家亦然四逆者四肢不溫也厥者手足冷也皆陽氣少而陰氣多故不可下虛家亦然下之是為重虛金匱玉函曰虛者十補勿一瀉之傷寒先厥後發熱而利者必自止見厥復利陰氣勝則厥逆而利陽氣復則

發熱利必自止見厥則陰氣還勝而復利也傷寒始發熱六日厥反九日而利凡厥利者當不能食今反能食者恐為除中食以索餅不發熱者知胃氣尚在必愈恐暴熱來出而復去也後三日脉之其熱續在者期之旦日夜半愈所以然者本發熱六日厥反九日復發熱三日并前六日亦為九日與厥相應故期之旦日夜半愈後三日脉之而脉数其熱不罷者此為熱氣有餘必發癰膿也始發熱邪在表也至六日邪傳厥陰陰氣勝者作厥而利厥反九日陰寒氣多當不能食而反能食者恐為除中除去也中胃氣也言邪氣太甚除去胃氣胃欲飲食自救故暴能食此欲勝也食以索餅試之若胃氣絕得麪則必發熱若不發熱者胃氣

尚在也恐是寒極變熱因暴熱來而復去使之能食非除中也金匱要畧曰病人素不能食而反暴思之必發熱後三日脉之其熱續在者陽氣勝也期之旦日或夜半愈若旦日不愈後三日脉数而熱不罷者為熱氣有餘必發癰膿經曰数脉不時則生惡瘡傷寒脉遲六七日而反與黄芩湯徹其熱脉遲為寒今與黄芩湯復除其熱腹中應冷當不能食今反能食此名除中必死傷寒脉遲六七日為寒氣已深反與黄芩湯寒藥兩寒相搏腹中當冷冷不消穀則不能食反能食者除中也四時皆以胃氣為本胃氣已絶故云必死傷寒先厥後發熱下利必自止而反汗出咽中痛者其喉為痺發熱無汗而利必自止若不止必便膿血便膿血者其喉不痺傷寒先厥而利陰寒氣勝也寒極變熱後發熱下利必自止而反汗出咽中痛其喉

為痺者熱氣上行也發熱無汗而利必自止利不止必便膿血者熱氣下行也熱氣下而不上其喉亦不痺也傷寒一二日至四五日而厥者必發熱前熱者後必厥厥深者熱亦深厥微者熱亦微厥應下之而反發汗者必口傷爛赤前厥後發熱者寒極生熱也前熱後厥者陽氣內陷也厥深熱深厥微熱微隨陽氣陷之深淺也熱之伏深必須下去之反發汗者引熱上行必口傷爛赤內經曰火氣內發上為口糜傷寒病厥五日熱亦五日設六日當復厥不厥者自愈厥終不過五日以熱五日故知自愈陰勝則厥陽勝則熱先厥五日為陰勝至六日陽復勝熱亦五日後復厥者陰復勝若不厥為陽全勝故自愈經曰發熱四日厥反三日復熱四日厥少熱多其病為愈凡厥者陰陽氣不相順接便為厥厥者手足逆冷是

也手之三陰三陽相接於手十指足之三陰三陽相接於足十指陽氣內陷陽不與陰相順接故手足為之厥冷也傷寒脉微而厥至七八日膚冷其人躁無暫安時者此為藏厥非為蚘厥也蚘厥者其人當吐蚘令病者靜而復時煩此為藏寒蚘上入膈故煩須臾復止得食而嘔又煩者蚘聞食臭出其人當自吐蚘蚘厥者烏梅圓主之[一]又主久利方藏厥者死陽氣絕也蚘厥雖厥而煩吐蚘已則靜不若藏厥而躁無暫安時也病人藏寒胃虛蚘動上膈聞食臭出因而吐蚘與烏梅圓溫藏安蟲

烏梅圓方

烏梅 叁百箇 味酸溫　細辛 陸兩 辛熱　乾薑 拾兩 辛熱

黄連壹斤 苦寒　當歸肆兩 辛温　附子陸兩炮 辛熱
蜀椒肆兩去汗 辛熱　桂枝陸兩 辛熱　人參陸兩 甘温
黄蘗陸兩 苦寒

肺主氣，肺欲收，急食酸以收之，烏梅之酸，以收陽氣。脾欲緩，急食甘以緩之，人參之甘，以緩脾氣。寒淫於内，以辛潤之，以苦堅之，當歸、桂、椒、細辛之辛，以潤内寒。寒淫所勝，平以辛熱，薑、附之辛熱，以勝寒。蚘得甘則動，得苦則安，黄連、黄蘗之苦，以安蚘。

右拾味，異擣篩，合治之，以苦酒浸烏梅壹宿，去核，蒸之伍升米下，飯熟擣成泥，和藥令相得，内臼中，與蜜杵貳千下，員如梧桐子大，先食飲服拾圓，日叁服，稍加至貳拾圓。禁生冷、滑物、臭食等。

傷寒熱少厥微，指頭寒，默默不欲食，煩躁，數日小便利，色白者，此熱除也，欲得食，其病為愈。若厥而嘔，胷脇煩滿者，其後必便血。指頭寒者，是厥微熱少也。默默不欲食，煩躁者，邪熱初傳裏也。數日之後，小便色白，裏熱去，欲得食，為胃氣已和，其病為愈。厥陰之脉，挾胃貫膈，布脇肋。厥而嘔，胷脇煩滿者，傳邪之熱甚於裏也。厥陰肝主血，後數日熱不去，又不得外泄，迫血下行，必致便血。

病者手足厥冷，言我不結胷，小腹滿，按之痛者，此冷結在膀胱關元也。手足厥，不結胷者，無熱也。小腹滿，按之痛，下焦冷結也。

傷寒發熱四日，厥反三日，復熱四日，厥少熱多，其病當愈。四日至七日，熱不除者，其後必便膿血。先熱後厥者，陽氣邪傳裏也。發熱為邪氣在經，則復熱。厥少則邪微，熱多為陽勝，其病為愈。至七日傳經盡，熱除則愈；熱不除者，為熱氣有餘，内搏厥陰之血，其後必便膿血。

傷寒厥四日，熱反三日，復厥五日，其病為進。寒多熱少，陽氣退，故為進也。傷寒陰勝者，先厥，至四日，邪傳裏，重陰必陽，却熱三日，七日傳經盡，當愈。若不愈而復厥者，傳作再經，至四日則當復熱；若不復熱，至五日厥不除者，陰勝於陽，其病進也。

傷寒六七日，脉微，手足厥冷，煩躁，灸厥陰，厥不還者，死。傷寒六七日，則正氣當復，邪氣當罷，脉浮身熱為欲解。若反脉微而厥，則陰勝陽也。煩躁者，陽虚而争也。灸厥陰以復其陽，厥不還，則陽氣已絶，不能復正而死。

傷寒發熱，下利厥逆，躁不得卧者，死。傷寒發熱，邪在表也。下利厥逆，陽氣虚也。躁不得卧者，病勝藏也，故死。

傷寒發熱，下利至甚，厥不止者，死。金匱要畧曰：六府氣絶於外者，手足寒；五藏氣絶於内者，利下不禁。傷寒發熱，為邪氣獨甚，下利至甚，厥不止，為府藏氣絶，故死。

傷寒六七日不利，便發熱而利，其人汗出不止者，死。有陰無陽故也。傷寒至七日，為邪正争之時，正勝則生，邪勝則死。始不下利，而暴忽發熱，下利，汗出不止者，邪氣勝正，陽氣脱也，故死。

傷寒五六日，不結胷，腹濡，脉虚，復厥者，不可下，此為亡血，下之死。傷寒五六日，邪氣當作裏熱之時，若不結胷，而腹濡者，裏無熱也。脉虚者，亡血也。復厥者，陽氣少也。不可下，下之為重虚，故死。金匱玉函曰：虚者重瀉，真氣乃絶。

發熱而厥，七日下利者，為難治。發熱而厥，邪傳裏也。至七日，傳經盡，則正氣勝邪，當汗出而解；反下利，則邪氣勝，裏氣虚，則為難治。

傷寒脉促，手足厥逆者，可灸之。脉促則為陽虚不相續，厥逆則為陽虚不相接。

灸之以助陽氣。傷寒脉滑而厥者，裏有熱也，白虎湯主之。

〔二〕滑為陽，厥氣內陷，是裏熱也，與白虎湯以散裏熱也。手足厥寒，脉細欲絶者，當歸四逆湯主之。〔三〕手足厥寒者，陽氣外虛，不温四末；脉細欲絶者，陰血內弱，脉行不利。與當歸四逆湯，助陽生陰也。

當歸四逆湯方

當歸叁兩 辛温　桂枝叁兩 辛熱　芍藥叁兩 酸寒

細辛叁兩 辛熱　大棗貳拾伍箇 甘温　通草貳兩 甘平

甘草貳兩，炙 甘平

內經曰：脉者，血之府也。諸血者，皆屬心。通脉者，必先補心益血。苦先入於心，當歸之苦，以助心血；心苦緩，急食甘以緩之，大棗、甘草、通草之甘，以緩陰血。

右柒味，以水捌升，煑取叁升，去滓，温服壹升，日叁服。

若其人內有久寒者，宜當歸四逆加呉茱萸生薑湯主之。〔四〕茱萸辛温，以散久寒；生薑辛温，以行陽氣。大汗出，熱不去，內拘急，四肢疼，又下利厥逆而惡寒者，四逆湯主之。〔五〕大汗出，則熱當去；熱反不去者，亡陽也。內拘急下利者，寒甚於裏；四肢疼，厥逆而惡寒者，寒甚於表。與四逆湯，復陽散寒。大汗，若大下利而厥冷者，四逆湯主之。〔六〕大汗若大下利，內外雖殊，其亡津液、損陽氣則一也。陽虛陰勝，故生厥逆，與四逆湯，固陽退陰。病人手足厥冷，脉乍緊者，邪結在胷中，心中滿而煩，饑不能食者，病在胷中，當須吐之，宜瓜蔕散。

〔七〕手足厥冷者，邪氣內陷也。脉緊牢者為實，邪氣入府則脉沉，今脉乍緊，知邪結在胷中為實，故心下滿而煩。胃中無邪則喜飢，以病在胷中，雖飢而不能食。與瓜蔕散，以吐胷中之邪。傷寒厥而心下悸者，宜先治水，當服茯苓甘草湯，〔八〕却治其厥。不爾，水漬入胃，必作利也。金匱要畧曰：水停心下，甚者則悸。厥雖寒勝，然以心下悸，為水飲內甚，先與茯苓甘草湯治其水，而後治其厥。若先治厥，則水飲浸漬入胃，必作下利。傷寒六七日，大下後，寸脉沉而遲，手足厥逆，下部脉不至，咽喉不利，唾膿血，泄利不止者，為難治，麻黄升麻湯主之。〔九〕傷寒六七日，邪傳厥陰之時，大下之後，下焦氣虛，陽氣內陷，寸脉遲而手足厥逆，下部脉不至。厥陰之脉，貫膈上注肺，循喉嚨。在厥陰隨經射肺，因亡津液，遂成肺痿，咽喉不利而唾膿血也。金匱要畧曰：肺痿之病，從何得之？被快藥下利，重亡

津液，故得之。若泄利不止者，為裏氣大虛，故云難治。與麻黄升麻湯，以調肝肺之氣。

麻黄升麻湯方

麻黄貳兩半，去節 甘温　升麻壹兩壹分 甘平　當歸壹兩壹分 辛温

知母 苦寒　黄芩 苦寒　萎蕤 甘平 各拾捌銖

石膏碎，綿裹 甘寒　白术 甘温　乾薑 辛熱　芍藥 酸平

天門冬去心 甘平　桂枝 辛熱　茯苓 甘平　甘草炙 甘平 各陸銖

玉函曰：大熱之氣，寒以取之；甚熱之氣，以汗發之。麻黄、升麻之甘，以發浮熱。正氣虛者，以辛潤之，當歸、桂、薑之辛，以散寒。上熱者，以苦泄之，知母、黄芩之苦，凉心去熱。津液少者，以甘潤之，茯苓、白术之甘，緩脾生津。肺燥氣熱，以酸收之，以甘緩之，芍藥之酸，以斂逆氣；萎蕤、門冬、石膏、甘

草之甘潤肺除熱。

右拾肆味以水壹斗先煑麻黄壹两沸去上沫內諸藥煑取叁升去滓分温叁服相去如炊叁斗米頃令盡汗出愈

傷寒四五日腹中痛若轉氣下趣少腹者此欲自利也傷寒四五日邪氣傳裏之時腹中痛轉氣下趣少腹者裏虛遇寒寒氣下行欲作自利也

傷寒本自寒下醫復吐下之寒格更逆吐下若食入口即吐乾薑黄連黄芩人參湯主之【十】傷寒邪自傳表為本自寒下醫反吐下損傷正氣寒氣內為格拒經曰格則吐逆食入口即吐謂之寒格更復吐下則重虛而死是更逆吐下與乾薑黄連黄芩人參湯以通寒格

乾薑黄連黄芩人參湯方

乾薑辛熱 黄連苦寒 黄芩苦寒 人參甘温 各叁两

辛以散之甘以緩之乾薑人參之甘辛以補正氣苦以泄之黄連黄芩之苦以通寒格

右肆味以水陸升煑取貳升去滓分温再服

下利有微熱而渴脉弱者今自愈下利陰寒之疾反大熱者逆有微熱而渴裏氣方温也經曰諸弱發熱脉弱者陽氣得復也今必自愈

下利脉數有微熱汗出今自愈設復緊為未解下利陰病也脉數陽脉也陰病見陽脉者生微熱汗出陽氣得通也利必自愈諸緊為寒設復脉緊陰氣猶勝故云未解

下利手足厥冷無脉者灸之不温若脉不還反微喘者死下利手足厥逆無脉者陰氣獨勝陽氣太虛也灸之陽氣復手足温而脉還為欲愈若手足不温脉不還者陽已絶也反微喘者陽氣脫也

少陰負趺陽者為順也少陰腎水趺陽脾土下利為腎邪干脾水不勝土則為微邪故為順也

下利寸脉反浮數尺中自濇者必清膿血下利者脉當沉而遲反浮數者裏有熱也濇為無血尺中自濇者腸胃血散也隨利下必便膿血清與圊通脉經曰清者廁也

下利清穀不可攻表汗出必脹滿下利者脾胃虛也胃為津液之主發汗亡津液則胃氣愈虛必脹滿

下利脉沉弦者下重也脉大者為未止脉微弱數者為欲自止雖發熱不死沉為在裏弦為拘急裏氣不足是主下重大則病進此利未止脉微弱數者邪氣微而陽氣復為欲自止雖發熱止由陽勝非大逆也

下利脉沉而遲其人面少赤身有微熱下利清穀者必鬱冒汗出而解病人必微厥所以然者其面戴陽下虛故也下利清穀脉沉而遲裏有寒也面少赤身有微熱表未解也病人微厥鍼經曰下虛則厥表邪欲解臨汗之時以裏先虛必鬱冒然後汗出而解也

下利脉數而渴者今自愈設不差必清膿血以有熱故也經曰脉數不解而下不止必協熱便膿血也

下利後脉絶手足厥冷晬時脉還手足温者生脉不還者死下利後脉絶手足厥冷者無陽也晬時周時也周時厥愈脉出為陽氣復則得生若手足不温脉不還者為陽氣絶則見死也

傷寒下利日十餘行脉反實者死下利者裏虛也脉當微弱反實者病勝藏也故死難經曰脉不應病病不應脉是為死病

下利清穀裏寒外熱汗出而厥者通脉四逆湯主之【十一】下利清穀為裏寒身熱不解為外熱汗出而厥者陽氣通行於外則未當厥其汗出而厥者陽氣大虛也與通脉四逆湯以固陽氣

熱利

下重者白頭翁湯主之[十二] 利則津液少熱則傷氣氣虛下利致後重也與白頭翁湯散熱厚腸

白頭翁湯方

白頭翁貳兩 苦寒　黃連 苦寒　黃柏 苦寒

秦皮 苦寒各叁兩

內經曰腎欲堅急食苦以堅之利則下焦虛是以純苦之劑堅之

右肆味以水柒升煮取貳升去滓溫服壹升不愈更服壹升

下利腹脹滿身體疼痛者先溫其裏乃攻其表溫裏四逆湯攻表桂枝湯[十三] 下利腹滿者裏有虛寒先與四逆湯溫裏身疼痛為表未解利止裏和與桂枝湯攻表

下利欲飲水者以有熱故也白頭翁湯主之[十四] 自利不渴為藏寒與四逆湯以溫藏下利飲水為有熱與白頭翁湯以凉中

下利讝語者有燥屎也宜小承氣湯[十五] 經曰實則讝語有燥屎為胃實下利為腸虛與小承氣湯以下燥屎

下利後更煩按之心下濡者為虛煩也宜梔子豉湯[十六] 下利後不煩為欲解若更煩而心下堅者恐為谷煩此煩而心下濡者是邪熱乘虛客於胸中為虛煩也與梔子豉湯吐之則愈

嘔家有癰膿者不可治嘔膿盡自愈 胃脘有癰則嘔而吐膿不可治嘔得膿盡嘔亦自愈

嘔而脈弱小便復利身有微熱見厥者難治四逆湯主之[十七] 嘔而脈弱為邪氣傳裏嘔則氣上逆而小便當不利小便復利者裏虛也身有微熱見厥者陰勝陽也為難治與四逆湯溫裏助陽

乾嘔吐涎沫頭痛者吳茱萸湯主之[十八] 乾嘔吐涎沫者裏寒也頭痛者寒氣上攻也與吳茱萸湯溫裏散寒

嘔而發熱者小柴胡湯主之[十九] 經曰嘔而發熱者柴胡證具

傷寒大吐大下之極虛復極汗出者所以其人外氣怫鬱復與之水以發其汗因得噦所以然者胃中寒冷故也 大吐大下胃氣極虛復極發汗又亡陽氣外邪怫鬱於表則身熱醫與之水以發其汗胃虛得水虛寒相搏成噦也

傷寒噦而腹滿視其前後知何部不利利之則愈 噦而腹滿氣上而不下也視其前後部有不利者即利之以降其氣前部小便也後部者大便也

釋音

跧 音拳不伸也　憤 扶粉切懣也　惡湿 上烏路切恥也憎也　撞 宅江切擊也

註解傷寒論卷第七　仲景全書第十七

漢　長沙守　張仲景　述
晉　太醫令　王叔和　撰次
宋　聊攝人　成無已　註解
明　虞山人　趙開美　校句

辨霍亂病脉證并治第十三

問曰病有霍亂者何荅曰嘔吐而利名曰霍亂三焦者水穀之道路邪在上焦則吐而不利邪在下焦則利而不吐邪在中焦則既吐且利以飲食不節寒熱不調清濁相干陰陽乖隔遂成霍亂輕者止曰吐利重者揮霍撩亂名曰霍亂

問曰病發熱頭痛身疼惡寒吐利者此屬何病荅曰此名霍亂自吐下又利止復更發熱也發熱頭痛身疼惡寒者本是傷寒因邪入裏傷於脾胃上吐下利令為霍亂利止裏和復更發熱者還是傷寒必汗出而解

傷寒其脉微濇者本是霍亂今是傷寒却四五日至陰經上轉入陰必利本嘔下利者不可治也欲似大便而反失氣仍不利者屬陽明也便必鞕十三日愈所以然者經盡故也微為亡陽濇為亡血傷寒脉微濇則本是霍亂吐利亡陽亡血吐利止傷寒之邪未已還是傷寒却四五日邪傳陰經之時裏虛遇邪必作自利本嘔者邪甚於上又利者邪甚於下先霍亂裏氣大虛又傷寒之邪再傳為吐利是重虛也故為不治若欲似大便而反失氣仍不利者利為虛不利為實欲大便而反失氣裏氣熱也此屬陽明便必鞕也十三日愈者傷寒六日傳遍三陰三陽後六日再傳經盡則陰陽之氣和大邪之氣去而愈也

下利後當便鞕鞕則能食者愈今反不能食到後經中頗能食復過一經能食過之一日當愈不愈者不屬陽明也下利後亡津液當便鞕能食為胃和必自愈不能食者為未和到後經中為復過一經言七日後再經也頗能食者胃氣方和過一日當愈不愈者暴熱使之能食非陽明氣和也

惡寒脉微而復利利止亡血也四逆加人參湯主之[一]惡寒脉微而利者陽虛陰勝也利止則津液內竭故云亡血金匱玉函曰水竭則無血與四逆湯溫經助陽加人參生津液益血

霍亂頭痛發熱身疼痛熱多欲飲水者五苓散主之寒多不用水者理中丸主之[二]頭痛發熱則邪自風寒而來中焦為寒熱相半之分邪稍高者居陽分則為熱熱多欲飲水者與五苓散以散之邪稍下者居陰分則為寒寒多不用水者與理中丸溫之

理中丸方

人參甘溫　甘草炙甘平　白朮甘溫　乾薑辛熱已上各叁兩

內經曰脾欲緩急食甘以緩之用甘補之人參白朮甘草之甘以緩脾氣調中寒淫所勝平以辛熱乾薑之辛以溫胃散寒

右肆味擣篩為末蜜和丸如雞黃大以沸湯數合和壹丸研碎溫服之日叁服夜貳服腹中未熱益至叁肆丸然不及湯湯法以肆物依兩数切用水捌升煑取叁升去滓溫服壹升日叁服

加減法

若臍上築者，腎氣動也，去朮加桂肆兩。脾虛腎氣動者，臍上築動。內經曰：甘者令人中滿。朮甘壅，補桂泄奔豚，是相易也。吐多者去朮加生薑叁兩。嘔家不喜甘，故去朮。嘔家多服生薑，以辛散之。下多者還用朮。悸者，加茯苓貳兩。下多者用朮以去濕。悸加茯苓以導氣。渴欲得水者，加朮足前成肆兩半。津液不足則渴，朮甘以緩之。腹中痛者，加人參足前成肆兩半。裏虛則痛，加人參以補之。寒者加乾薑足前成肆兩半。寒淫所勝，平以辛熱。腹滿者去朮加附子壹枚。胃虛則氣壅腹滿，甘令人中滿，是去朮也；附子之辛，以補陽散壅。服湯後，如食頃，飲熱粥壹升許，微自溫，勿發揭衣被。

吐利止而身痛不休者，當消息和解其外，宜桂枝湯小和之。[三]吐利止，裏和也；身痛不休，表未解也。與桂枝湯小和之。外臺云：裏和表病，汗之則愈。

吐利汗出，發熱惡寒，四肢拘急，手足厥冷者，四逆湯主之。[四]上吐下利，裏虛；汗出發熱惡寒，表未解也。四肢拘急，手足厥冷，陽虛陰勝也。與四逆湯助陽退陰。

既吐且利，小便復利，而大汗出，下利清穀，內寒外熱，脈微欲絕者，四逆湯主之。[五]吐利亡津液，則小便當少；小便復利而大汗出，津液不禁，陽氣大虛也。脈微為亡陽，若無外熱，但內寒，下利清穀，為純陰。此以外熱為陽未絕，猶可與四逆湯救之。

吐已下斷，汗出而厥，四肢拘急不解，脈微欲絕者，通脈四逆加猪膽汁湯主之。[六]吐已下斷，津液內竭，則不當汗出。汗出者，不當厥。今汗出而厥，四肢拘急不解，脈微欲絕者，陽氣太虛，陰氣獨勝也。若純與陽藥，恐陰為格拒，或嘔或躁，不得復入也。與通脈四逆湯加猪膽汁，膽苦入心而通脈，膽寒補肝而和陰，引置陽藥不被格拒。內經曰：微者逆之，甚者從之，此之謂也。

吐利發汗，脈平小煩者，以新虛不勝穀氣故也。內經曰：食入於陰，長氣於陽。新虛不勝穀氣，是生小煩。

辨陰陽易差後勞復病證并治第十四

傷寒陰陽易之為病，其人身體重，少氣，少腹裏急，或引陰中拘攣，熱上衝胷，頭重不欲舉，眼中生花，膝脛拘急者，燒裩散主之。[一]大病新差，血氣未復，餘熱未盡，強合陰陽得病者，名曰易。男子病新差未平復，而婦人與之交，得病，名曰陽易；婦人病新差未平復，男子與之交得病，名曰陰易。以陰陽相感動，其餘毒相染著，如換易也。其人病身体重，少氣者，損動真氣也；少腹裏急，引陰中拘攣，膝脛拘急，陰氣極也；熱上衝胷，頭重不欲舉，眼中生花者，感動之毒，所易之氣，

薰蒸於上也。與燒裩散以道陰氣。

燒裩散方

右取婦人中裩近隱處，剪燒灰，以水和服方寸匕，日叁服。小便即利，陰頭微腫則愈。婦人病取男子裩當燒灰。

大病差後勞復者，枳實梔子湯主之。若有宿食者，加大黃如博碁子大五六枚。[二]病有勞復，有食復。傷寒新差，血氣未平，餘熱未盡，早作勞動病者，名曰勞復。病熱少愈而強食之，熱有所藏，因其穀氣留傳，兩陽相合而病者，名曰食復。勞復則熱氣浮越，與枳實梔子豉湯以解之；食復則胃有宿積，加大黃以下之。

枳實梔子豉湯方

枳實叁枚炙 梔子拾肆枚擘苦寒 豉壹升綿裹苦寒

枳實梔子豉湯則應吐劑此云覆令微似汗出者以其熱聚於上苦則吐之熱聚於表者苦則發之內經曰火淫所勝以苦發之此之謂也

右叁味以清漿水柒升空煑取肆升內枳實梔子煑取貳升下豉更煑伍陸沸去滓温分再服覆令微似汗

傷寒差已後更發熱者小柴胡湯主之[三]脉浮者以汗解之脉沉實者以下解之差後餘熱未盡更發熱者與小柴胡湯以和解之脉浮者熱在表也故以汗解之脉沉者熱在裏也故以下解之

大病差後從腰已下有水氣者牡蠣澤瀉散主之[四]大病差後脾胃氣虛不能制約腎水水溢下焦腰以下為腫也金匱要畧曰腰以下腫當利小便與牡蠣澤瀉散利小便而散水也

牡蠣澤瀉散方

牡蠣熬鹹平 澤瀉鹹寒 栝蔞根苦寒 蜀漆洗去腥辛平
葶藶熬苦寒 商陸根熬辛酸鹹平
海藻洗去鹹鹹寒 已上各等分

鹹味涌泄牡蠣澤瀉海藻之鹹以泄水氣內經曰濕淫於內平以苦佐以酸辛以苦泄之蜀漆葶藶栝蔞商陸之酸辛與苦以導腫濕

右柒味異擣下篩為散更入臼中治之白飲和服方寸匕小便利止後服日叁服

大病差後喜唾久不了了者胃上有寒當以丸藥温之宜理中丸[五]汗後陽氣不足胃中虛寒不內津液故喜唾不了了與理中丸以温其胃

傷寒解後虛羸少氣氣逆欲吐者竹葉石膏湯主之[六]傷寒解後津液不足而虛羸餘熱未盡熱則傷氣故少氣氣逆欲吐與竹葉石膏湯調胃散熱

竹葉石膏湯方

竹葉貳把辛平 石膏壹斤甘寒 半夏半升洗辛温
麥門冬壹升去心甘平 人參叁兩甘温 甘草貳兩炙甘平
粳米半升甘微寒

辛甘發散而除熱竹葉石膏甘草之甘辛以發散餘熱甘緩脾而益氣麥門冬人參粳米之甘以補不足辛者散也氣逆者欲其散半夏之辛以散氣逆

右柒味以水壹斗煑取陸升去滓內粳米煑米熟湯成去米温服壹升日叁服

病人脉已解而日暮微煩以病新差人強與穀脾胃氣尚弱不能消穀故令微煩損穀則愈陽明王於申酉戌宿食在胃故日暮微煩當小下之以損宿穀

辨不可發汗病脉證并治第十五

夫以為疾病至急倉卒尋按要者難得故重集諸可與不可方治比之三陰三陽篇中此易見也又時有不止是三陰三陽出在諸可與不可中也諸不

可汗不可下病證藥方。前三陰三陽篇中經註已具者。更不復出。其餘無者。於此已後經註備見。

脉濡而弱。弱反在關。濡反在巔。微反在上。濇反在下。微則陽氣不足。濇則無血。陽氣反微。中風汗出。而反躁煩。濇則無血。厥而且寒。陽微發汗。躁不得眠。寸關為陽。脉當浮盛。弱反在關。則裏氣不及。濡反在巔。則表氣不逮。衛行脉外。浮為在上。以候衛。微反在上。是陽氣不足。榮行脉中。沉為在下。以候榮。濇反在下。是無血也。陽微不能固外。腠理開踈。風因客之。故令汗出而躁煩。無血則陰虛。不與陽相順接。故厥而且寒。陽微無津液。則不能作汗。若發汗。則必亡陽而躁。經曰。汗多亡陽。遂虛。惡風煩躁不得眠也。

動氣在右。不可發汗。發汗則衄而渴。心苦煩。飲即吐水。動氣者。築築然氣動也。在右者。在臍之右也。難經曰。肺內證。臍右有動氣。按之牢若痛。肺氣不治。正氣內虛。氣動於臍之

右也。發汗則動肺氣。肺主氣。開竅於鼻。氣虛則不能衛血。血溢妄行。隨氣出於鼻為衄。亡津液。胃燥。則煩渴而心苦煩。肺惡寒。飲水則傷肺。故飲即吐水。

動氣在左。不可發汗。發汗則頭眩。汗不止。筋惕肉瞤。難經曰。肝內證。臍之左有動氣。按之牢若痛。肝氣不治。正氣內虛。氣動於臍之左也。肝為陰之主。發汗。汗不止。則亡陽外虛。故頭眩。筋惕肉瞤。鍼經曰。上虛則眩。

動氣在上。不可發汗。發汗則氣上衝。正在心端。難經曰。心內證。臍上有動氣。按之牢若痛。心氣不治。正氣內虛。氣動於臍之上也。心為陽。發汗亡陽。則愈損心氣。腎乘心虛。欲上凌心。故氣上衝。正在心端。

動氣在下。不可發汗。發汗則無汗。心中大煩。骨節苦疼。目運惡寒。食則反吐。穀不得前。難經曰。腎內證。臍下有動氣。按之牢若痛。腎氣不治。正氣內虛。動氣發於臍之下也。腎者主水。發汗則無汗者。水不足也。心中大煩者。腎虛不能制心火也。骨節苦疼者。腎主骨也。目運者。腎病則目䀮䀮如無所見。惡寒者。腎主寒也。食則反吐。穀不得前者。腎水乾也。王冰曰。病嘔而吐。食久反出。是無水也。

咽中閉塞。不可發汗。發汗則吐血。氣欲絕。手足厥冷。欲得踡卧。不能自溫。咽門者。胃之系。胃經不和。則咽內不利。發汗攻陽。血隨發散而上。必吐血也。胃經不和。而反攻表。則陽虛於外。故氣欲絕。手足冷。欲踡而不能自溫。

諸脉得數動微弱者。不可發汗。發汗則大便難。腹中乾。胃燥而煩。其形相象。根本異源。動數之脉。為熱在表。微弱之脉。為熱在裏。發汗亡津液。則熱氣愈甚。胃中乾燥。故大便難。腹中乾。胃燥而煩。根本雖有表裏之異。逆治之後。熱傳之則一。是以病形相象也。

脉濡而弱。弱反在關。濡反在巔。弦反在上。微反在下。弦為陽運。微為陰寒。上實下虛。意欲得溫。微弦為

虛。不可發汗。發汗則寒慄。不能自還。弦在上。則風傷氣。風勝者。陽為之運動。微在下。則寒傷血。血傷者。裏為之陰寒。外氣怫鬱為上實。裏有陰寒為下虛。表熱裏寒。意欲得溫。若反發汗。亡陽陰獨。故寒慄不能自還。

欬者則劇。數吐涎沫。咽中必乾。小便不利。心中饑煩。晬時而發。其形似瘧。有寒無熱。虛而寒慄。欬而發汗。踡而苦滿。腹中復堅。肺寒氣逆。欬者則劇。吐涎沫。亡津液。咽中必乾。小便不利。膈中陽氣虛。心中飢而煩。一日一夜。氣大會於肺。邪正相擊。晬時而發。形如寒瘧。但寒無熱。虛而寒慄。發汗攻陽。則陽氣愈虛。陰寒愈甚。故踡而苦滿。腹中復堅。

厥脉緊。不可發汗。發汗則聲亂。咽嘶。舌萎。聲不得前。厥而脉緊。則少陰傷寒也。法當溫裏。而反發汗。則損少陰之氣。少陰之脉。入肺中。循喉嚨。挾舌本。腎為之本。肺為之標。本盛則標弱。故聲亂咽嘶。舌萎聲不得前。

諸

逆發汗，病微者難差，劇者言亂、目眩者死，命將難全。不可發汗而強發之，輕者因發汗重而難差，重者脫其陰陽之氣，言亂目眩而死。難經曰：脫陽者見鬼，是此言亂也；脫陰者目盲，是此目眩也。眩非玄而見玄，是近於盲也。

欬而小便利，若失小便者，不可發汗，汗出則四肢厥逆冷。肺經虛冷，上虛不能治下者，欬而小便利，或失小便。上虛發汗，則陽氣外亡。四肢者，諸陽之本，陽虛則不與陰相接，故四肢厥逆冷。

傷寒頭痛，翕翕發熱，形象中風，常微汗出，自嘔者，下之益煩，心中懊憹如饑；發汗則致痓，身強難以屈伸；熏之則發黃，不得小便，久則發欬唾。傷寒當無汗惡寒，今頭痛發熱，微汗出自嘔，則傷寒之邪傳而為熱，欲行於裏。若反下之，邪熱乘虛流於胷中，為虛煩，心懊憹如饑；若發汗，則虛表，熱歸經絡，熱甚生風，故身強直而成痓；若

熏之，則火熱相合，消爍津液，故小便不利而發黃；肺惡火，灸則火熱傷肺，必發欬嗽而唾膿。

辨可發汗脈證并治第十六

大法，春夏宜發汗。春夏陽氣在外，邪氣亦在外，故可發汗。

凡發汗，欲令手足俱周，時出以漐漐然，一時間許亦佳。不可令如水流漓。若病不解，當重發汗。汗多必亡陽，陽虛不得重發汗也。汗緩緩出，則表裏之邪悉去；汗大出，則邪氣不除，但亡陽也。陽虛為無津液，故不可重發汗。

凡服湯發汗，中病便止，不必盡劑。汗多則亡陽。

凡云可發汗，無湯者，丸散亦可用，要以汗出為解，然不如湯隨證良驗。聖濟經曰：湯液主治，本乎腠理，蕴鬱除邪氣者，於湯為宜。金匱玉函曰：水能淨萬物，故用湯也。

夫病脉浮大，問病者言但便鞕爾。設利者為大逆。鞕為實，汗出而解，何以故？脉浮當以汗解。經曰：脉浮大，應發汗，醫反下之，為大逆。便鞕難，雖為裏實，亦當先解其外；若行利藥，是為太逆。結胷雖急，脉浮大猶不可下，下之即死，況此便難乎？經曰：本發汗而復下之，此為逆；若先發汗，治不為逆。

下利後，身疼痛，清便自調者，急當救表，宜桂枝湯發汗。外臺云：裏和表病，汗之則愈。

釋音

拒音巨，抑也　凾音含，又音咸，書凾　眦音荒，目不明也

註解傷寒論卷第八　仲景全書第十八

漢　長沙守　張仲景　述
晉　太醫令　王叔和撰次
宋　聊攝人　成無已註解
明　虞山人　趙開美校句

辨發汗後病脉證并治第十七

發汗多亡陽讝語者不可下與柴胡桂枝湯和其榮衛以通津液後自愈。胃為水穀之海津液之主發汗多亡津液胃中燥必發讝語此非實熱則不可下與柴胡桂枝湯和其榮衛通行津液生則胃潤讝語自止。

此一卷第十七篇凡三十一證前有詳說。

辨不可吐第十八

合四證已具太陽篇中。

辨可吐第十九

大法春宜吐。春時陽氣在上邪氣亦在上故宜吐。凡用吐湯中病即止不必盡劑也。要在適當不欲過也。病胷上諸實胷中鬱鬱而痛不能食欲使人按之而反有涎唾下利日十餘行其脉反遲寸口脉微滑此可吐之吐之利則止。胷上諸實或痰實或熱鬱或寒結胷中鬱而痛不能食欲使人按之反有涎唾者邪在下按之氣下而無涎唾此按之反有涎唾者知邪在胷中經曰下利脉遲而滑者內實也今下利日十餘行其脉反遲寸口脉微滑是上實也故可吐之玉函曰上盛不已吐而奪之。宿食在上脘者當吐之。宿食在中下脘者則宜下宿食在上脘者則當吐內經曰其高者因而越之其下者引而竭之。病人手足厥冷脉乍結以客氣在胷中心下滿而煩欲食不能食者病在胷中當吐之。此與第六卷厥陰門瓜蔕散證同彼云脉乍緊此云脉乍結惟此有異緊為內實乍緊則實未深是邪在胷中結為結實乍結則結未深是邪在胷中所以證治俱同也。

釋音

脘音管胃府也　竭渠孽切盡也　蔕音帝瓜蔕也

註解傷寒論卷第九　　仲景全書第十九

漢　長沙守　張仲景　述
晉　太醫令　王叔和　撰次
宋　聊攝人　成無已　註解
明　虞山人　趙開美　校句

辨不可下病脉證并治第二十

脉濡而弱弱反在關濡反在巔微反在上濇反在下微則陽氣不足濇則無血陽氣反微中風汗出而反躁煩濇則無血厥而且寒陽微不可下下之則心下痞鞕陽微下之陽氣已虛陰氣內甚故心下痞鞕

動氣在右不可下下之則津液內竭咽燥鼻乾頭眩心悸也動氣在右肺之動也下之傷胃動肺津液內竭咽燥鼻乾者肺屬金主燥也頭眩心悸者肺主氣而虛也

動氣在左不可下下之則腹內拘急食不下動氣更劇雖有身熱臥則欲蜷動氣在左肝之動也下之損脾而肝氣益勝復行於脾故腹內拘急食不下動氣更劇也雖有身熱以裏氣不足故臥則欲蜷

動氣在上不可下下之則掌握熱煩身上浮冷熱汗自泄欲得水自灌動氣在上心之動也下之則傷胃內動心氣心為火主熱針經曰心所生病者掌中熱肝為藏中之陰病則雖有身熱臥則欲蜷作表熱裏寒也心為藏中之陽病則身上浮冷熱汗自泄欲得水自灌作表寒裏熱也二藏陰陽寒熱明可見焉

動氣在下不可下下之則腹脹滿卒起頭眩食則下清穀心下痞也動氣在下腎之動也下之則傷脾腎氣則動腎寒乘脾故有腹滿頭眩下利則心下痞之證也

咽中閉塞不可下下之則上輕下重水漿不下臥則欲蜷身急痛下利日數十行咽中閉塞胃已不和也下之則閉塞之邪為上輕復傷胃氣為下重至水漿不下臥則欲蜷身急痛下利日數十行知虛寒也

諸外實者不可下下之則發微熱亡脉厥者當臍握熱外實者表熱也汗之則愈下之為逆下後裏虛表熱內陷故發微熱厥深者熱亦深亡脉厥者則陽氣深陷客於下焦故當臍握熱

諸虛者不可下下之則大渴求水者易愈惡水者劇金匱玉函曰虛者十補勿一瀉之虛家下之為重虛內竭津液故令大渴求水者陽氣未竭而猶可愈惡水者陽氣已竭則難可制

脉濡而弱弱反在關濡反在巔弦反在上微反在下弦為陽運微為

陰寒上實下虛意欲得溫微弦為虛虛者不可下也虛家下之是為重虛難經曰實實虛虛損不足益有餘此者是中工所害也微則為欬欬則吐涎下之則欬止而利因不休利不休則胷中如蟲齧粥入則出小便不利兩脇拘急喘息為難頸背相引臂則不仁極寒反汗出身冷若冰眼睛不慧語言不休而穀氣多入此為除中口雖欲言舌不得前內經曰感於寒則受病微則為欬甚則為泄為痛肺感微寒為欬則脉亦微也下之氣下欬雖止而因利不休利不休則奪正氣而成危惡胷中如蟲齧粥入則出小便不利兩脇拘急喘息為難者裏氣損也頸背相引臂為不仁極寒反汗出身冷如冰者表氣損也表裏損極至陰陽俱脫眼睛不慧語言不休難經曰脫陽者見鬼脫陰者目盲陰陽脫者應不能食而

穀多入者，此為除中，是胃氣除去也。口雖欲言，舌不得前，氣已衰脫，不能運也。脉濡而弱，弱反在關，濡反在巔，浮反在上，數反在下。浮為陽虛，數為無血。浮為虛，數為熱。浮為虛，自汗出而惡寒；數為痛，振寒而慄。微弱在關，胷下為急，喘汗而不得呼吸，呼吸之中，痛在於脇，振寒相搏，形如瘧狀。醫反下之，故令脉數，發熱，狂走見鬼，心下為痞，小便淋瀝，小腹甚硬，小便則尿血也。弱在關則陰氣內弱；濡在巔則陽氣外弱；浮為虛，浮在上則衛不足也，故云陽虛。陽虛不固，故腠理汗出，惡寒。數亦為虛，數在下則榮不及，故云亡血。亡血則不能溫潤腑藏，故數而痛，振而寒慄。微弱在關，邪氣傳裏也。裏虛遇邪，胷下為急，喘而汗出，脇下引痛，振寒如瘧。此裏邪未實，表邪未解，醫反下之，裏氣益虛，邪熱內陷，

故脉數，發熱，狂走見鬼，心下為痞。此熱陷於中焦者也。若熱氣深陷，則客於下焦，使小便淋瀝，小腹甚鞕，小便尿血也。脉濡而緊，濡則胃氣微，緊則榮中寒。陽微衛中風，發熱而惡寒；榮緊胃氣冷，微嘔心內煩。醫為有大熱，解肌而發汗，亡陽虛煩躁，心下苦痞堅。表裏俱虛竭，卒起而頭眩，客熱在皮膚，悵快不得眠。不知胃氣冷，緊寒在關元，技巧無所施，汲水灌其身，客熱應時罷，慄慄而振寒，重被而覆之，汗出而冒巔，體惕而又振，小便為微難，寒氣因水發，清穀不容間，嘔變反腸出，顛倒不得安，手足為微逆，身冷而內煩，遲欲從後救，安可復追還。胃冷榮寒，陽微中風，發熱惡寒，微嘔心煩。醫不溫胃，反為有熱，解肌發汗，則表虛亡陽，煩躁，心下痞堅。先裏不足，發汗又虛其表，表裏俱虛竭，卒起頭眩。客熱在表，悵快不得眠。醫不救裏，但責表熱，汲水灌洗以却熱。客熱易罷，裏寒益增，慄而振寒，復以重被覆之，表虛遂汗出，愈使陽氣虛也。巔，頂也。巔冒，頂體振寒。小便難者，亡陽也。寒因水發，下為清穀，上為嘔吐，外有厥逆，內為躁煩，顛倒不安，雖欲拯救，不可得也。本草曰：病勢已過，命將難全。脉浮而大，浮為氣實，大為血虛。血虛為無陰，孤陽獨下陰部者，小便當赤而難，胞中當虛，今反小便利而大汗出，法應衛家當微，今反更實，津液四射，榮竭血盡，乾煩而不得眠，血薄肉消，而成暴液。醫復以毒藥攻其胃，此為重虛，客陽去有期，必下如污泥而死。衛為陽，榮為陰。衛氣強實，陰血虛弱，陽乘陰虛，

下至陰部。陰部，下焦也。陽為熱，則消津液，當小便赤而難，今反小便利而大汗出者，陰氣內弱也。經曰：陰弱者，汗自出。是以衛家不微而反更實，榮竭血盡，乾煩而不眠，血薄則肉消，而成暴液者，津液四射也。醫反下之，又虛其裏，是為重虛，孤陽因下而又脫去，氣血皆竭，胃氣內盡，必下如污泥而死也。脉數者，久數不止，止則邪結，正氣不能復，正氣却結於藏，故邪氣浮之，與皮毛相得。脉數者，不可下，下之則必煩利不止。數為熱，止則邪氣結於經絡之間，正氣不得復行於表，則却結於藏，邪氣獨浮於皮毛。下之虛其裏，邪熱乘虛而入，裏虛叶熱，必煩利不止。脉浮大，應發汗，醫反下之，此為大逆。浮大屬表，故不可下。病欲吐者，不可下。嘔多，雖有陽明證，不可攻之。為邪猶在胷中也。太陽病，外證未解，不可下，下之為逆。表未解者，雖有裏證，亦不可下，當先解外。

（為順若反下之則為逆也經曰本發汗而復下之此為逆也若先發汗治不為逆）夫病陽多者熱下之則鞕（陽熱證多則津液少下之雖除熱復損津液必便難也或謂陽多者表熱也下之則心下鞕）無陽陰強大便鞕者下之則必清穀腹滿（無陽者亡津液也陰強者寒多也大便鞕則為陰結下之虛胃陰寒內甚必清穀腹滿）傷寒發熱頭痛微汗發汗則不識人熏之則喘不得小便心腹滿下之則短氣小便難頭痛背強加溫針則衄（傷寒則無汗發熱頭痛微汗出者寒邪變熱欲傳於裏也發汗則亡陽增熱故不識人若以火熏之則火熱傷氣內消津液結為裏實故喘不得小便心腹滿若反下之則內虛津液邪欲入裏外動經絡故短氣小便難頭痛背強若加溫針益陽增熱必動其血而為衄也）傷寒脉陰陽俱緊惡寒發熱則脉欲厥厥者脉初來大漸漸小更來漸漸大是其候也如此者惡寒甚者翕翕汗出喉中痛熱多者目赤脉多睛不慧醫復發之咽中則傷若復下之則兩目閉寒多者便清穀熱多者便膿血若熏之則身發黃若熨之則咽燥若小便利者可救之小便難者為危殆（脉陰陽俱緊則清邪中上濁邪中下太陽少陰俱感邪也惡寒者少陰發熱者太陽脉欲厥者表邪欲傳裏也惡寒甚者則變熱翕翕汗出喉中痛以少陰之脉循喉嚨故也熱多者太陽多也目赤脉多睛不慧以太陽之脉起於目故也發汗攻陽則少陰之熱因發而上行故咽中傷若復下之則太陽之邪因虛而內陷故兩目閉陰邪下行為寒多必便清穀陽邪下行為熱多必便膿血熏之則火熱甚身必發黃熨之則火熱輕必為咽燥小便利者津液未竭猶可救之小便難者津液已絕則難

可制而危殆矣）傷寒發熱口中勃勃氣出頭痛目黃衄不可制貪水者必嘔惡水者厥若下之咽中生瘡假令手足溫者必下重便膿血頭痛目黃者若下之則兩目閉貪水者脉必厥其聲嚶咽喉塞若發汗則戰慄陰陽俱虛惡水者若下之則裏冷不嗜食大便完穀出若發汗則口中傷舌上白胎煩燥脉數實不大便六七日後必便血若發汗則小便自利也（傷寒發熱寒變熱也口中勃勃氣出熱客上膈也頭痛目黃衄不可制者熱蒸於上也千金曰無陽即厥無陰即嘔貪水者必嘔則陰虛也惡水者厥則陽虛也發熱口中勃勃氣出者咽中已熱也若下之亡津液則咽中生瘡熱因裏虛而下若熱氣內結則手足必厥設手足溫者熱氣不結而下行作協熱利下重便膿血也頭痛目黃者下之熱氣內伏則目閉也貪水為陰虛下之又虛其裏陽氣內陷故脉厥聲嚶咽喉閉塞陰虛發汗又虛其陽使陰陽俱虛而戰慄也惡水為陽虛下之又虛胃氣虛寒內甚故裏冷不嗜食陽虛發汗則上焦虛燥故口中傷爛舌上白胎而煩燥也經曰脉數不解合熱則消穀喜饑至六七日不大便者此有瘀血此脉數實不大便六七日熱畜血於內也七日之後邪熱漸解迫血下行必便血也便血發汗陰陽俱虛故小便利）下利脉大者虛也以其強下之故也設脉浮革固爾腸鳴者屬當歸四逆湯主之（脉大為虛以未應下而下之利因不休也浮者按之不足也革者實大而長微弦也浮為虛革為寒寒虛相搏則腸鳴與當歸四逆湯補虛散寒）

辨可下病脉證并治第二十一

大法秋宜下（秋時陽氣下行則邪亦在下故宜下）凡服下藥用湯勝

丸。中病即止。不必盡劑也。湯之為言蕩也。滌蕩腸胃。溉灌臟腑。推陳燥結。卻熱下寒。破散邪疫。理導潤澤枯槁。悅人皮膚。益人血氣。水能淨萬物。故勝丸散。中病即止者。如承氣湯證云。若一服利而止後服。又曰。若一服讝語止。更莫復服。是不盡劑也。

下利。三部脈皆平。按之心下鞕者。急下之。宜大承氣湯。下利者。脈當微厥。今反和者。此為內實也。下利三部脈平者。已為實。而久按之心下鞕。故知邪甚也。故宜大承氣湯下之。

下利。脈遲而滑者。內實也。利未欲止。當下之。宜大承氣湯。經曰。脈遲者。食乾物得之。金匱要畧曰。滑則穀氣實。下利脈遲而滑者。胃有宿食也。脾胃傷食。不消水穀。是致下利者。云內實。若但以溫中厚腸之藥。利必未止。可與大承氣湯。下去宿食。利自止矣。

問曰。人病有宿食。何以別之。師曰。寸口脈浮而大。按之反濇。尺中亦微而濇。故知有宿食。當下之。宜大承氣湯。寸以候外。尺以候內。浮以候表。沉以候裏。寸口脈浮大者。氣實血虛也。按之反濇。尺中亦微而濇者。胃有宿食。裏氣不和也。與大承氣湯。以下宿食。

下利不欲食者。以有宿食故也。當下之。與大承氣湯。傷食則惡食。故不欲食。如傷風惡風。傷寒惡寒之類也。

下利差後。至其年月日復發者。以病不盡故也。當下之。宜大承氣湯。乘春。則肝先受之。乘夏。則心先受之。乘至陰。則脾先受之。乘秋。則肺先受之。假令春時受病。氣必傷肝。治之難愈。邪有不盡者。至春時元受月日。內外相感。邪必復動而痛也。下利為腸胃疾。宿積不盡。故當下去之。

下利脈反滑。當有所去。下之乃愈。宜大承氣湯。脈經曰。脈滑者為病食也。下利脈滑。則內有宿食。故云當有所去。與大承氣湯。以下宿食。

病腹中滿痛者。此為實也。當下之。宜大承氣湯。金匱要畧曰。病者腹滿。按之不痛為虛。痛為實。可下之。腹中滿痛者。裏氣壅實也。故可下之。

傷寒後脈沉。沉者內實也。下解之。宜大柴胡湯。傷寒後為表已解。脈沉為裏未和。與大柴胡湯。以下內實。經曰。傷寒差以後。更發熱。脈沉實者。以下解之。

脈雙弦而遲者。必心下鞕。脈大而緊者。陽中有陰也。可以下之。宜大承氣湯。金匱要畧曰。脈雙弦者寒也。經曰。遲為在藏。脈雙弦而遲者。陰中伏陽也。必心下鞕。大則為陽。緊則為寒。脈大而緊者。陽中伏陰也。與大承氣湯。以分陰陽。

釋音

齧 魚結切。噬也。 盥 音貫。澡手也。 悵怏 上丑亮切。望恨也。下於亮切。不服也。

嚶 於耕切。鳥鳴也。 溉灌 上居代切。下音貫。注也。

註解傷寒論卷第十　仲景全書第二十

漢　長沙守　張仲景　述
晋　太醫令　王叔和撰次
宋　聊攝人　成無已註解
明　虞山人　趙開美校句

辨發汗吐下後脉證并治第二十二

此第十卷第二十二篇凡四十八證前三陰三陽篇中悉具載之　卷內音釋上卷已有

此已下諸方。於隨卷本證下雖已有。缘止以加減言之。未甚明白。似於覧者檢閲未便。今復校勘備列于後。

桂枝加葛根湯方

葛根肆两　芍藥貳两　甘草貳两
生薑叁两切　大棗拾貳枚擘　桂枝貳两去皮

右陸味。以水壹斗。先煮麻黄葛根減貳升。去上沫。內諸藥。煮取叁升。去滓。温服壹升。覆取微似汗。不須啜粥。餘如桂枝法。

桂枝加厚朴杏子湯方　於桂枝湯方內。加厚朴貳两。杏仁伍拾箇。去皮尖。餘依前法。

桂枝加附子湯方　於桂枝湯方內。加附子壹枚。炮去皮。破捌片。餘依前法。朮附湯方。附於此方內去桂枝。加白术肆两。依前法。

桂枝去芍藥湯方　於桂枝湯方內去芍藥。餘依前法。

桂枝去芍藥加附子湯方　於桂枝湯方內去芍藥加附子壹枚。炮。去皮。破捌片。餘依前法。

桂枝麻黄各半湯方

桂枝壹两拾陸銖去皮　芍藥　生薑切　甘草炙
麻黄各壹两去節　大棗肆枚擘
杏仁貳拾肆箇湯浸去皮尖及两仁者

右柒味。以水伍升。先煮麻黄壹貳沸。去上沫。內諸藥。煮取壹升捌合。去滓。温服陸合。

桂枝二麻黄一湯方

桂枝壹两拾柒銖去皮　芍藥壹两陸銖　麻黄拾陸銖去節
生薑壹两陸銖切　杏仁拾陸箇去皮尖
甘草壹两貳銖炙　大棗伍枚擘

右柒味。以水伍升。先煮麻黄壹貳沸。去上沫。內諸藥。煮取貳升。去滓。温服壹升。日再。

白虎加人參湯方　於白虎湯方內加人參叁两。餘依白虎湯法。

桂枝去桂加茯苓白术湯方　於桂枝湯方內去桂枝。加茯苓白术各叁两。餘依前法煎服。小便利則愈。

巳上玖方病證。並在第二卷內。

葛根加半夏湯方於葛根湯方內加入半夏半升餘依葛根湯法
桂枝加芍藥生薑人參新加湯方於第二卷桂枝湯方內更加芍藥生薑各壹兩人參叁兩餘依桂枝湯法服
梔子甘草豉湯方梔子豉湯方內加入甘草貳兩餘依前法得吐止後服
梔子生薑豉湯方梔子豉湯方內加生薑伍兩餘依前法得吐止後服
柴胡加芒消湯方小柴胡湯內加芒消陸兩餘依前法服不觧更服
桂枝加桂湯方第三卷桂枝湯方內更加桂貳兩共伍兩餘依前法
已上陸方病證並在第三卷內

柴胡桂枝湯方
桂枝去皮　黄芩　人參各壹兩半　甘草壹兩炙
半夏貳合半　芍藥壹兩半　大棗陸枚擘
生薑壹兩半切　柴胡肆兩
右玖味以水柒升煑取叁升去滓温服

附子瀉心湯方
大黄貳兩　黄連　黄芩各壹兩
附子壹枚炮去皮破別煑取汁
右肆味切叁味以麻沸湯貳升漬之須臾絞去滓內附子汁分温再服

生薑瀉心湯方
生薑肆兩切　甘草叁兩炙　人參叁兩

乾薑壹兩　黄芩叁兩　半夏半升洗
黄連壹兩　大棗拾貳枚擘
右捌味以水壹斗煑取陸升去滓再煎取叁升温服壹升日叁服

甘草瀉心湯方
甘草肆兩　黄芩叁兩　乾薑叁兩
半夏半升洗　大棗拾貳枚擘　黄連壹兩
右陸味以水壹斗煑取陸升去滓再煎取叁升温服壹升日叁服

黄芩加半夏生薑湯方於黄芩湯方內加半夏半升生薑壹兩半餘依黄芩湯法服
已上伍方病證並在第四卷內

桂枝加大黄湯方
桂枝叁兩去皮　大黄壹兩　芍藥陸兩
生薑叁兩切　甘草貳兩炙　大棗拾貳枚擘
右陸味以水柒升煑取叁升去滓温服壹升日叁服

桂枝加芍藥湯方於第二卷桂枝湯方內更加芍藥叁兩通前共陸兩餘依桂枝湯法服

四逆加吳茱萸生薑湯方

當歸叁兩　芍藥叁兩　甘草炙貳兩
通草貳兩　桂枝去皮叁兩　細辛叁兩
生薑切半斤　吴茱萸貳升　大棗擘貳拾伍枚
右玖味。以水陸升。清酒陸升。和煮。取伍升。去滓。温分伍服。一方。水酒各肆升。
已上叁方病證。並在第六卷内。
四逆加人參湯方於四逆湯方内。加人參壹兩。餘依四逆湯法服。
四逆加豬膽汁湯方於四逆湯方内。加入豬膽汁半合。餘依前法服。如無豬膽。以羊膽代之。
已上貳方病證。並在第七卷内。

傷寒明理論（影印本）

［宋］成無己　撰
張永泰　整理

傷寒明理論前序

余常思歷代名醫迴骸起死祛邪愈疾非曰生而知之必也祖述前聖之經才高識妙探微賾隱研究義理得其旨趣故無施而不可且百病之急無急於傷寒或死或愈止於六七日之間十日以上故漢張長沙感往昔之淪喪傷横夭之莫救撰爲傷寒論一十卷三百九十七法一百一十二方爲醫門之規繩治病之宗本然自漢逮今千有餘年唯王叔和得其旨趣後人皆不得其門而入是以其間少於注釋闕於講義我

宋已來名醫間有著述者如龐安常作卒病論朱肱作活人書韓祗和作微旨王寔作證治雖皆互有闡明之義然而未能盡張長沙之深意聊攝成公家世儒醫性識明敏記問該博譔述傷寒義皆前人未經道者指在定體分形析證若同而異者明之似是而非者辨之釋戰慄有内外之診論煩躁有陰陽之别讝語鄭聲令虚實之灼見四逆與厥使淺深之類明始於發熱終於勞復凡五十篇目之曰明理論所謂真得長沙公之旨趣者也使習醫之流讀其論而知其理識其證而别其病胷次了然而無惑顧不博哉

余家醫業五十載究旨窮經自幼迄老凡古今醫書無不涉獵觀此書義理燦然不能默默因叙其略歲在壬戌八月望日錦幈山嚴器之

傷寒明理論目録

聊攝成無已撰

傷寒明理論目録終

傷寒明理論第一

聊攝成無已

發熱第一

傷寒發熱何以明之發熱者謂怫怫然發於皮膚之間熇熇然散而成熱者是也與其潮熱若同而異與其煩躁相類而非煩躁者在内者也潮熱之熱有時而熱不失其時寒熱之熱寒已而熱相繼而發至於發熱則無時而發也有謂翕翕發熱者有謂蒸蒸發熱者此則輕重不同表裏之區別爾所謂翕翕發熱者謂若合羽所覆明其熱在外也故與桂枝湯發汗以散之所謂蒸蒸發熱者謂若薰蒸之蒸明其熱在内也故與調胃承氣湯攻下以滌之其發熱屬表者即風寒客於皮膚陽氣怫鬱所致也其發熱屬裏者即陽氣下陷入陰中所致觀其熱所從來而汗下之證明其辨焉若熱先自皮膚而發者知邪氣之在外也若熱先自裏生而發達於表者知邪氣之在裏也舉斯二者為邪氣在表在裏而發熱也惟其在表在裏俱有發熱故邪在半表半裏者亦有發熱之證何者以表證未罷邪氣傳裏裏未作實是為半表半裏其發熱者或始自皮膚而漸傳裏熱或始自内而熱也而外連於表盖邪氣在表發熱者則表熱裏不熱也邪氣在裏發熱者則裏熱甚而達於表也其在半表半裏發熱者則表裏俱發熱而但熱又輕於純在表者也經雖云發熱惡寒者發於陽也無熱惡寒者發於陰也然少陰病始得之亦有反發熱者盖亦屬其表也特與麻黄細辛附子湯發汗者是也發熱為傷寒之常也一或陰陽俱虚與其下利新汗後又皆惡其發熱也經云脉陰陽俱虚熱不止者死下利發熱亦死内經云汗出輒復熱而脉躁疾不為汗衰狂言不能食此名陰陽交交者死也斯亦發熱也詎可與常常發熱一槩而論耶醫者更當明辨之

惡寒第二

傷寒惡寒何以明之惡寒者風寒客於榮衛之中也惟其風寒客於榮衛則洒淅然惡寒也惟其榮衛之受風寒則嗇嗇然不欲舒也其惡寒者非寒熱之寒也又非惡風也且惡風者見風至則惡矣得以居密室之内幃帳之中則坦然自舒也至於惡寒者則不待風而寒雖身大熱而不欲去衣者是也寒熱之熱謂寒熱更作熱至則寒無矣其惡寒雖發熱而不欲去衣也甚則至於向火被覆而猶不能遏其寒也所

以然者由陰氣上入陽中或陽微或風虛相搏之所致也惡寒一切屬表雖裏證悉具而微惡寒者亦是表未解也猶當先解其外俟不惡寒爲外解乃可攻裏也經曰發熱而惡寒者發於陽也無熱而惡寒者發於陰也謂如傷寒或已發熱或未發熱必惡寒者謂繼之以發熱此則發於陽也若惡寒而踡脉沉細而緊者此則發於陰也在陽者可發汗在陰者可溫裏惡寒雖悉屬表而在表者亦有虛實之別若汗出而惡寒者則爲表虛無汗而惡寒者則爲表實表虛可解肌表實可發汗又有止稱背惡寒者背者胷中之府諸陽受氣於胷中而轉行於背內經曰人身之陰陽者背爲陽腹爲陰陽氣不足陰寒氣盛則背爲之惡寒若風寒在表而惡寒者則一身盡寒矣但背惡寒者陰寒氣盛可知也經曰所謂少陰病一二日口中和而背惡寒者當灸之處以附子湯者是矣又或乘陰氣不足陽氣內陷入陰中表陽新虛有背微惡寒者經所謂傷寒無大熱口燥渴心煩背微惡寒者白虎加人參湯主之者是也二者一爲陰寒氣盛一爲陽氣內陷又以明之也且陰寒爲病則不能消耗津液故於少陰病則曰口中和及陽氣內陷則熱爍津液爲乾故於太陽病則口燥舌乾而渴也二者均是背惡寒要辨陰陽寒熱不同者亦於口中潤燥可知

惡風第三

傷寒惡風何以明之黃帝鍼經曰衛氣者所以溫分肉充皮膚肥腠理司開闔者也風邪中於衛也則必惡風何者以風則傷衛寒則傷榮爲風邪所中於分肉不溫而熱矣皮毛不充而緩矣腠理失其[redacted]則踈而不密開闔失其司則泄而不固是以惡風也是惡風惡寒二者均爲表證其惡風則比之惡寒而輕也惡寒者嗇嗇然增寒也雖不當風而自然寒矣惡風者謂常居密室之中幃帳之內則舒緩而無所畏也一或用扇一或當風淅淅然而惡者此爲惡風者也惡寒則有屬於陽者有屬於陰者及其惡風者悉屬於陽非若惡寒之有陰陽也三陰之證並無惡風蓋以此也惡風雖悉在表而發散又自不同若無汗而惡風者則爲傷寒也當發其汗若汗出而惡風者則爲中風也當以解其肌裏證雖具而惡風未罷者皆當先解其外也又有發汗多亡陽與其風濕皆有惡風之證蓋以發汗多漏不止則亡陽外不固是以惡風

也必以桂枝加附子湯溫其經而固其衛風濕相搏骨節疼煩濕勝自汗而皮腠不密是以惡風也必以甘草附子湯散其濕而實其衛由是觀之惡風屬乎衛者可知矣

寒熱第四

傷寒寒熱何以明之寒熱者謂往來寒熱也經曰邪正分爭往來寒熱者言邪氣之入也而正氣不爲之爭則但熱而無寒也但乃熱而寒者惟其正氣與邪氣分爭於是寒熱作矣爭則氣鬱不發於外而寒熱爭焉爭甚則憤然而熱故寒已而熱作焉茲乃寒熱之理也或以謂寒熱者陰陽爭勝也陽勝則熱陰勝則寒此陰陽之爭也何則蓋以寒爲陰而熱爲陽裏爲陰表爲陽邪之客於表爲寒邪與陽相爭則爲寒矣邪之入於裏者爲熱邪與陰爭則爲熱矣其邪氣在半表半裏外與陽爭而爲寒內與陰爭而爲熱矣表裏之不拘內外之不定或出或入由是而寒熱且往且來也是以往來寒熱屬半表半裏之證邪居表多則多寒邪居裏多則多熱邪氣半在表半在裏則寒熱亦半矣審其寒熱多少見其邪氣淺深矣小柴胡湯專主往來寒熱而又立成諸加減法亦爲邪氣在半表半裏未有定處往來不常又寒熱如瘧與夫發熱惡寒皆似而非也然寒熱如瘧者作止有時者也及往來寒熱則作止無時或往或來日有至於三五發者甚者十數發與其瘧狀有以異也至於發熱惡寒者爲發熱時惡寒並不見惡寒時熱不見也不若此熱已而寒寒已而熱者雖然應往來寒熱屬半表半裏而當和解之而又有病至十餘日而結熱在裏復往來寒熱者亦可與大柴胡湯下之不可不知也

潮熱第五

傷寒潮熱何以明之若潮水之潮其來不失其時也一日一發指時而發者謂之潮熱若日三五發者即是發熱非是潮熱也潮熱屬陽明必於日晡時發者乃爲潮熱陽明者胃屬土應時而王於四季應日則發於未申經曰陽明居中土也萬物所歸無所復傳蓋邪氣入胃謂之入府府之爲言聚也若府庫之府焉邪氣入於胃而不復傳邪氣鬱而爲實熱隨王而潮是以日晡所發潮熱者屬陽明也惟其屬陽明故潮熱爲可下之證經曰潮熱者實也又曰潮熱者此外欲解也可攻其裏焉又曰其熱不潮未可與承氣湯

即此觀之潮熱屬於胃者昭然可見焉雖然潮熱爲裏實可下之證一或脉浮而緊與其潮熱而利或小便難大便溏者皆熱未全入府猶帶表邪當和解其外外解已而小便利大便鞕者乃可攻之或謂潮熱有屬太陽少陽者乎少陽王於寅卯太陽王於巳午若熱於此時發者爲邪未入胃豈得謂之潮熱必待日晡所發者乃謂之潮熱見其邪在胃也遇疾值病詳而驗之始見得眞也

自汗第六

傷寒自汗何以明之自汗者謂不因發散而自然汗出者是也內經曰陽氣衛外而爲固也衛爲陽言衛護皮膚肥實腠理禁固津液不得妄泄汗者干之而出邪氣干於衛氣氣不能衛固於外則皮膚爲之緩腠理爲之疎由是而津液妄泄濈濈然潤漐漐然出謂之自汗也如發熱自汗出而不愈此衛氣不和風邪干於衛也太陽中暍汗出惡寒身熱而渴者暑邪干於衛也多汗出而濡此其風濕甚者濕邪干於衛者也是知衛氣固護津液不令妄泄必爲邪氣干之而出也風寒暑濕之毒爲四時之氣中人則爲傷寒風與暑濕爲邪皆令自汗惟寒邪傷人獨不汗出寒傷榮而不傷衛衛無邪氣所干則皮腠得以密津液得以固是以汗不出也及其寒漸入裏傳而爲熱則亦使自汗出也蓋熱則榮衛通腠理開而汗泄矣然自汗之證又有表裏之別焉虛實之異焉若汗出惡風及微惡寒者皆表未解也必待發散而後愈至於漏不止而惡風及發汗後惡寒者又皆表之虛也必待温經而後愈諸如此皆邪氣在表也若汗出不惡寒者此爲表解而裏未和也經曰陽明發熱汗出此爲熱越又曰陽明病發熱汗多者急下之又非若邪氣在表而汗出之可緩也傷寒自汗之證爲常也設或汗出髮潤與其出之如油或大如貫珠着身出而不流皆爲不治之證也必手足俱周遍身悉潤漐漐然一時間許煩熱已而身涼和乃爲佳矣此則陰陽氣和水升火降榮衛通流邪氣出而解者也內經曰陽之汗與天地雨名之此之謂也

盗汗第七

傷寒盗汗何以明之盗汗者爲睡而汗出者也自汗則不以睡與不睡自然而出也及盗汗者不睡而不能汗出方其睡也湊湊然出焉覺則止而不復出矣雜病盗汗者責其陽虛也傷寒盗汗者非若雜病之

虛是由邪氣在半表半裏使然也何者若邪氣一切在表干於衛則自然汗出也此則邪氣侵行於裏外連於表邪及睡則衛氣行於裏乘表中陽氣不緻津液得泄故但睡而汗出覺則氣散於表而汗止矣經曰微盜汗出反惡寒者表未解也又陽明病當作裏實而脉浮者云必盜汗是猶有表邪故也又三陽合病目合自汗是知盜汗爲邪氣在半表半裏之間明矣且自汗有爲之虛者有爲之實者其於盜汗之證非若自汗有實者悉當和表而已不可不知也

頭汗第八

傷寒頭汗何以明之頭汗者諸陽之會也邪搏諸陽津液上湊則汗見於頭也邪熱内畜蒸發腠理遍身汗出者謂之熱越若身無汗則熱不得越熱蒸於陽故但汗出也何者以三陰之經皆上至頸胷中而還不循於頭獨諸陽脉上循於頭爾經曰但頭汗出身無汗劑頸而還小便不利渴引水漿此爲瘀熱在裏身必發黄爲熱不得越而上達者也又熱入血室與其虛煩或陽明被火及水結胷皆但頭汗出也但是熱鬱於内而不得越者也此數者或吐或下皆欲除其熱也或謂頭汗之證悉屬陽明而爲裏熱也而有不屬陽明屬表者乎且邪但在表者則無頭汗之證必也寒濕相搏與邪氣半在表半在裏者乃有頭汗也傷寒五六日已發汗而復下之胷脇滿微結小便不利渴而不嘔但頭汗出往來寒熱心煩及傷寒五六日頭汗出微惡寒手足冷心下滿口不欲食大便鞕脉細者皆邪氣半在表半在裏令頭汗出也濕家但頭汗出欲得被覆向火者寒濕相搏令頭汗出也茲數者皆邪氣所干令頭額自然汗出又不謂之逆其小便不利則惡見頭汗出也濕家下後亦惡見頭汗出也茲二者乃爲頭汗之逆者也何以小便不利而成關格若頭汗出陽脫也經云關格不通不得尿頭無汗者生有汗者死濕下後若額上汗出而微喘者亦陽脫也經云濕家下之額上汗出小便不利者死下利不止者亦死脉經曰陽氣上出汗見於頭者蓋陽脫也則知可治而治知其不可治而不治皆得十全之工者在於明辨而審的也

手足汗第九

傷寒手足汗出何以明之四肢者諸陽之本而胃主四肢手足汗出者陽明之證也陽經邪熱傳併陽明則手足爲之汗出陽明爲津液之主病則自汗出其

有自汗出者有但頭汗出者有手足汗出者悉屬陽明也何使之然也若一身自汗出者謂之熱越是熱外達者也但頭汗出者是熱不得越而熱氣上達者也及手足汗出者爲熱聚於胃是津液之傍達也經曰手足濈然汗出者此大便必鞕也手足漐漐汗出大便難而讝語者下之則愈由此觀之手足汗出爲熱聚於胃可知矣或謂熱聚於胃而手足爲之汗出其寒聚於胃而有手足汗出者乎經曰陽明中寒者不能食小便不利手足濈然汗出此欲作痼瘕即是中寒者也且熱聚於胃爲可下之證其寒聚於胃爲不可下又何以明之要明於此二者必曰大便初鞕後溏於胃中冷水穀不別故也是以不可下者也若大便難讝語者爲陽明證具則是可下之證臨病之際宜須兩審

無汗第十

傷寒無汗何以明之腠理者津液湊泄之所爲腠文理縫會之中爲理津液爲風暑濕氣所干外湊皮腠者則爲自汗出若寒邪中經腠理緻密津液內滲則無汗無汗之由又有數種如傷寒在表及邪行於腠理或水飲內畜與亡陽久虛皆令無汗其傷寒無汗則腠理緻密也風中於衛則腠理開而自汗寒中於榮則無汗謂腠理閉也經所謂太陽病惡風無汗而喘及脉浮緊無汗發熱及不出汗而煩躁陽明病反無汗而小便利二三日嘔而欬手足厥苦頭痛鼻乾不得汗脉浮無汗而喘與其剛痓無汗是數者皆寒邪在表而無汗者也其邪氣行於裏無汗者爲邪氣在表熏發腠理則汗出邪氣則內傳不外熏發者則無汗經所謂陽明病無汗小便不利心中懊憹者身必發黃及傷寒發熱無汗渴欲飲水無表證者白虎加人參湯主之與夫三陰爲病不得有汗是數者皆邪行於裏而無汗者也其水飲內畜而無汗者爲水飲散而爲津液津液布滲而爲汗既水飲內畜而不行則津液不足而無汗經所謂服桂枝湯或下之仍頭痛項強翕翕發熱無汗心下滿微痛小便不利桂枝去桂加茯苓白朮湯主之是津液內畜而無汗者其陽虛無汗故也諸陽爲津液之主陽虛則津液虛少故無汗經所謂脉浮而遲遲爲無陽不能作汗其身必痒陽明病反無汗其身如蟲行皮中之狀此以久虛故也皆陽虛而無汗者也如是者病之常也又爲得爲異哉一或當汗而不汗服湯一劑病證仍在

至於服三劑而不汗者死病也又熱病脉躁盛而不得汗者黄帝爲陽脉之極也死茲二者以無汗爲眞病詎可與其餘無汗者同日而語也

頭痛第十一

傷寒頭痛何以明之頭痛爲邪氣外在經絡上攻於頭所致也難經曰三陽經受風寒伏留而不去則名厥頭痛言三陽之經上於頭爾然傷寒頭痛者太陽專主也何者以太陽之經起於目内眥上額交巔上入絡腦經所謂太陽受病者頭項痛腰脊强又曰七日病衰頭痛少愈雖然陽明少陽亦有頭痛不若太陽之專主也蓋太陽爲病屬表而頭痛專爲主表證雖有風寒之不同必待發散而後已太陽病頭痛發熱身疼腰痛骨節疼痛惡風無汗而喘者傷寒也麻黄湯主之太陽病頭痛發熱汗出惡風者中風也桂枝湯主之雖有傷寒六七日不大便頭痛有熱者而與調胃承氣湯下之者又云若小便清者知熱不在裏仍在表也當與桂枝湯以頭痛未去雖不大便六七日其小便清者猶爲在表是知頭痛屬乎表者明矣頭痛一切屬三陽經也而陰病亦有頭痛乎太陰少陰二經之脉皆上至頸胷中而還不上循頭則無頭痛之證惟厥陰之脉循喉嚨之後上入頏顙連目系上出額與督脉會於巔病亦有頭痛經曰乾嘔吐涎沫者吴茱萸湯主之者是矣夫頭者精明之府也神[illegible]居之小小邪氣作爲頭痛者必曰發散而可也其或痛甚入連於腦而手足寒者又爲眞病豈能發散而已哉嗚呼頭痛爲外疾猶有不可治者又矧藏府之疾乎

項强第十二

傷寒項强何以明之太陽脉起於目内眥上額交巔上入絡腦還出別下項循肩髆内俠脊低腰中經曰太陽之病項背强痛而惡寒以太陽感受風寒則經脉不利而項爲之急頸爲之强爾傷寒頸項强急者太陽表證也必發散而解之可也太陽病項背强几几反汗出惡風者桂枝加葛根湯主之太陽病項背强几几無汗惡風者葛根湯主之是皆發散之劑也二者均是項背强而發散又有輕重者蓋發熱汗出惡風者爲表虚表虚者可解肌無汗惡風者爲表實表實者可發汗是以爲治不同也桂枝加葛根湯方是桂枝加麻黄葛根又葛根湯方亦是桂枝湯中加麻黄葛根深詳究之無汗惡風爲表實正可發汗則

於桂枝湯中加葛根麻黄爲當矣汗出惡風爲表虚表虚者可解肌恐是桂枝湯中但加葛根而不加麻黄也几音殊几引頸之貌几短羽鳥也短羽之鳥不能飛騰動則先伸引其頭爾項背強者動亦如之非若几桉之几而偃屈也太陽傷寒項背強其或太陽中風加之寒濕而成痓者亦項強也經曰病者身熱足寒頸項強急惡風時頭熱面赤目脉赤獨頭面摇動卒口噤背反張者痓病也金匱要略曰太陽病其證項背強几几然脉反沉遲者此爲痓桂枝加栝蔞湯主之雖項背強然太陽病表證悉當發散又有結胷病者項亦強如柔痓狀下之則和宜大陷胷圓主之臨病之際審其表裏可汗可下隨證投湯則萬全矣

頭眩第十三

傷寒頭眩何以明之眊非毛而見其毛眩非玄而見其玄眊爲眼花眩爲眼黒眩也運也冒也三者形俱相近有謂之眩運者有謂之眩冒者運爲運轉之運世謂之頭旋者是矣冒爲蒙冒之冒世謂之昏冒者是矣少陽之爲病口苦咽乾目眩以少陽居表裏之間表邪初傳漸行於裏表中陽虚故時時目眩也二者陽併病頭項強痛或眩眩冒者以少陽與太陽併病故眩者責其虚也傷寒有起則頭眩與眩冒者皆發汗吐下後所致是知其陽虚也故針經有曰上虚則眩下虚則厥眩雖爲虚而風家亦有眩者蓋風主運動故爾傷寒陽明病但頭眩不惡寒者故能食而欬其人必咽痛爲陽明中風是風亦主頭眩也諸如此者皆非逆也及其諸逆發汗劇者言亂目眩者死命將難全嗚呼病勢已成可得半愈及病勢已深雖神醫其能已之耶

胷脇滿第十四

傷寒胷脇滿何以明之胷脇滿者謂胷膈間氣塞滿悶也非心下滿者也脇滿者謂脇肋下氣脹填滿也非腹滿者也邪氣自表傳裏必先自胷脇已次經心腹而入胃入胃爲入府也是以胷滿多帶表證脇滿多帶半表半裏證也經曰下後脉促胷滿者桂枝去芍藥湯主之又曰陽明病喘而胷滿者不可下宜麻黄湯是胷滿屬表而須發汗者也蓋胷中至表猶近也及脇者則更不言發汗但和解而已經曰設胷滿痛者與小柴胡湯又曰胷滿不去者小柴胡湯主之本太陽病不解轉入少陽者脇下鞕滿乾嘔不能食

往來寒熱脉沉緊者小柴胡湯主之是知脇滿屬半表半裏明矣大抵胷脇滿以邪氣初入裏未停留爲實氣鬱積而不行致生滿也和解而可矣若邪氣留於胷中聚而爲實者非湧吐則不可已故華佗曰四日在胷吐之則愈是邪氣已收斂而不散漫者則可吐之内經曰其高者因而越之病在胷膈之上爲高越之爲吐也經曰病在胷中當吐之發汗若下之而煩熱胷中窒者則以梔子豉湯吐之若胷中痞鞕氣上衝咽喉不得息者此爲胷中有寒也則以瓜蔕散吐之二者均是吐利則梔子豉湯吐胷中虛煩客熱也瓜蔕散吐胷中痰實宿寒也若能審明藥劑之輕重辨别邪氣之淺深對證投湯不爲效者未之有也

心下滿第十五

傷寒心下滿何以明之心下滿者謂正當心下高起滿鞕者是矣不經下後而滿者則有吐下之殊若下後心下滿者又有結胷痞氣之别經曰病人手足厥冷脉乍緊邪結在胷中心滿而煩飢不能食病在胷中當吐之又曰脉浮而大心下反鞕有熱屬藏者攻之不令發汗屬府者不令攻之茲二者爲不經汗下而心下滿者或吐之或下之看其邪氣之高下高者則因而越之下者則因而竭之要在泄其邪也至如陽明病雖心下鞕滿又未可攻經曰陽明病心下鞕滿不可攻之攻之利遂不止者死利止者愈是邪氣自表傳裏至於心下留結爲實者則不可下乃吐之可也若未全爲實者則不可下故有此戒也又邪氣在表未應下而强下之邪氣乘虛結於心下實者鞕滿而痛爲結胷虛者滿而不痛爲虛痞經曰嘔而發熱者柴胡湯證具而以他藥下之柴胡證仍在者復與柴胡湯此雖下之不爲逆必蒸蒸而振却復發熱汗出而解若心下滿而鞕痛者此爲結胷但滿而不痛者此爲虛痞蓋實邪留結則爲鞕爲痛虛邪留滯則但滿而不鞕痛也結胷熱實脉沉而緊心下痛按之石鞕者大陷胷湯主之明其邪實可知矣脉浮而緊而反下之緊反入裏則作痞按之自濡但氣痞耳明其虛實可知矣病發於陽而反下之熱入因作結胷病發於陰而反下之因作痞表邪未罷醫反下之胃中空虛客氣動膈陽氣内陷心中因鞕則爲結胷須陷胷湯圓攻之可也傷寒中風醫反下之心下痞鞕而滿醫見心下痞爲病不盡而復下之其痞益甚此非結熱但以胃中空虛客氣上逆故使鞕也須諸瀉

心湯散可也二者俱是心下滿鞕一爲虚一爲實凡投湯者大須詳審結胷雖爲實邪衆皆共知當用陷胷湯圓下之或脉浮大者則不可下下之則死即是猶帶表邪未全結實下之重虚其裏邪深結則死設其結胷形證悉具而加之煩躁者又爲不治之疾藥之所以能勝邪者必待胃氣施布藥力始能温汗吐下之以逐其邪氣邪氣勝胃氣絶者湯藥縱下胃氣不能施布雖神丹其能爲効也

腹滿第十六

傷寒腹滿何以明之腹滿者俗謂之肚脹是也華佗曰傷寒一日在皮二日在膚三日在肌四日在胷五日在腹六日入胃入胃謂入府也是在腹也猶未全入裏者雖腹滿爲裏證故亦有淺深之别經曰表巳解而内不消非大滿猶生寒熱則病不除是其未全入府若大滿大實堅有燥屎自可除下之雖四五日不能爲禍謂之邪氣巳入府也傷寒邪入腹是裏證巳深故腹滿乃畢下之者多矣如經曰其熱不潮未可與承氣湯若腹大滿不通者可與小承氣湯發汗不解腹滿痛者急下之本太陽病醫反下之因而腹滿時痛者屬太陽也桂枝加芍藥湯主之大實痛者桂枝加大黃湯主之少陰病腹脹不大便者急下之諸如此者皆爲裏證是也雖曰腹中滿痛者此爲實也當下去之然腹滿不減者則爲實也若腹滿時減者又爲虚也則不可下經曰腹滿不減減不足言當下之金匱要略曰腹滿時減復如故此虚寒從下上也當以温藥和之蓋虚氣留滯亦爲之脹但比之實者不至堅痛也大抵腹滿屬太陰證也陽熱爲邪者則腹滿而咽乾陰寒爲邪者則腹滿而吐食不下自利益甚時腹自痛太陰者脾土也治中央故專主腹滿之候又發汗吐下之後因而成腹滿者皆邪氣乘虚内客爲之而所主又各不同經曰發汗後腹脹滿者厚朴生薑甘草半夏人參湯主之傷寒吐後腹脹滿者調胃承氣湯主之傷寒下後心煩腹脹滿卧起不安者梔子厚朴湯主之三者有當温者有當下者有當吐者何邪氣不一也且發汗後腹滿當温之邪氣在表因發散則邪去胃爲津液之主發汗亡陽則胃氣虚而不能敷布諸氣壅滯而爲脹滿是當温散可也吐後腹滿可下之邪氣在胷者則可吐之吐之邪去則安若吐後邪氣不去加之腹脹滿者是胷中之邪下傳入胃壅而爲實故生脹滿當須下之可也

下後腹滿可吐者邪氣在表未傳入府而妄下之邪自表乘虛而入鬱於胷中而爲虛煩氣上下不得通利者腹爲之滿故當吐之可也凢爲醫者要識邪氣所起所在審其所起知邪氣之由來觀其所在知邪氣之虛實發汗吐下不差溫補鍼艾之適當則十全之功自可得也

少腹滿第十七

傷寒少腹滿者何以明之少腹滿者臍下滿是也少腹者下焦所治難經曰下焦者當膀胱上口主分別清濁其治在臍下邪氣自上而下至於下焦結而不利故少腹滿也胷中滿心下滿皆氣爾即無物也及腹滿者又有燥屎爲之者至於少腹滿者非正氣也必有物聚於此而爲之滿爾所以然者身半以上同天之陽清陽歸之身半已下同地之陰濁陰歸之清者在上而濁者在下內經謂清陽出上竅濁陰出下竅當出不出積而爲滿是在上而滿者氣也在下而滿者物也所謂物者溺與血爾邪氣聚於下焦則津液不得通血氣不得行或溺或血留滯於下是生脹滿而鞕痛也若從心下至少腹皆鞕滿而痛者是邪實也須大陷胷湯下之若但少腹鞕滿而痛小便利者則畜血之證小便不利者則是溺澁之證經曰少腹滿應小便不利今反利者爲有血也又曰少腹鞕小便不利者爲無血也小便自利其人如狂者血證諦也其小便利而少腹滿者爲太陽隨經瘀血在裏太陽自入府者也經曰太陽病熱結膀胱其人如狂血自下下者愈其外未解者尚未可攻當先解外外解而已但少腹急結者可攻之桃仁承氣湯主之是少腹鞕滿爲物聚於下可知矣滲之利之叅酌隨宜可爲上工

煩熱第十八

傷寒煩熱何以明之煩者熱也與其發熱若同而異也發熱者怫怫然發於肌表有時而已者是也煩者爲煩而熱無時而歇者是也二者均是表熱而煩熱爲熱所煩非若發熱而時發時止也故謂之煩熱經曰病人煩熱汗出則解又曰發汗已解半日許復煩脉浮數者再與桂枝湯又曰服桂枝湯反煩不解者先刺風池風府却與桂枝湯則愈即此觀之煩爲表熱明矣故又有煩疼即是熱疼又有煩渴即是熱渴也以煩爲熱又何疑焉至於胷中煩心中煩內煩虛煩皆以煩爲熱設傷寒至六七日手足三部脉皆至

大煩而口噤不能言其人躁擾者與其脉和大煩目重瞼内際黃者又皆為欲解所以言大煩者以肌表大熱則是邪熱欲去泄達於外也故為欲解内經曰謹熟陰陽以意調之

傷寒明理論第一

傷寒明理論第二

虛煩第十九

傷寒虛煩何以明之虛煩者心中鬱鬱而煩也有胷中煩有心中煩有虛煩諸如此者皆熱也若止云煩者表熱也及其邪熱傳裏故有胷中煩心中煩虛煩之别三者要在觀其熱所從來審其虛實而治為不同也如不經發汗吐下而煩者則是傳經之熱不作膈實者但多和解而已故經曰心煩喜嘔或胷中煩而不嘔者小柴胡湯主之少陰病二三日心中煩不得卧者黃連阿膠湯主之少陰病胷滿心煩者豬膚湯主之是知和解而徹熱者也若因吐下發汗後而煩者則是内陷之煩但多湧吐而已吐下後虛煩不得眠若劇者必反覆顛倒心中懊憹者梔子豉湯主之若少氣者梔子甘草豉湯主之若嘔者梔子生薑豉湯主之心煩腹滿卧起不安者梔子厚朴湯主之圓藥大下後身熱不去微煩者梔子乾薑湯主之是皆取其吐而湧其熱者也虛煩之狀心中温温然欲吐憒憒然無奈欲嘔不嘔擾擾亂亂是名煩也非吐則不能已經曰若下後更煩心下濡者為虛煩也梔子豉湯主之脉乍結心下滿而煩飢不能食病在胷

中瓜蔕散主之二者證均是煩也藥均是吐也而又輕重之不同吐下發汗後邪氣乘虛而入爲煩者則謂之虛煩與梔子豉湯則是吐劑之輕者不因吐下發汗後邪氣結於胷中則爲膈實與瓜蔕散則是吐劑之重者又陽明病不吐不下心煩者則是煩之實者也與調胃承氣湯下之傷寒二三日心中悸而煩者則是煩之虛者也與小建中湯補之煩爲熱也悸而煩復爲虛者以悸爲虛悸甚而煩故爲虛也少陽之邪入府者煩而悸則爲熱也大抵先煩而悸者是爲熱也先悸而煩者是爲虛也內經曰治病必先求其本誠哉是言也

煩躁第二十

傷寒煩躁何以明之煩爲擾擾而煩躁爲憤躁之躁合而言之煩躁爲熱也析而分之煩也躁也有陰陽之別焉煩陽也躁陰也煩爲熱之輕者躁爲熱之甚者經有煩疼煩滿煩渴虛煩皆以煩爲熱也有不煩而躁者爲怫怫然便作躁悶此爲陰盛隔陽也雖大躁欲於泥水中卧但飲水不得入口者是矣所以煩躁者謂先煩漸至躁也所爲躁煩者謂先發躁而迤邐復煩者也煩躁之由又爲不同有邪氣在表而煩躁者有邪氣在裏而煩躁者有因火刼而煩躁者有陽虛而煩躁者有陰盛而煩躁者皆不同也經曰當汗不汗其人煩躁太陽中風脉浮而緊不汗出而煩躁大青龍湯主之者是邪氣在表而煩躁者也病人不大便六七日繞臍痛煩躁發作有時此有燥屎也邪氣在裏而煩躁者也太陽病以火熏之不得汗其人必躁太陽病二三日及躁凡熨其背令人大汗出大熱入胃躁煩者火刼令煩躁者也陽微發汗躁不得眠與下之後復發汗晝日煩躁不得眠夜而安靜不嘔不渴無表證脉沉微身無大熱者乾薑附子湯主之及發汗若下之病仍不去煩躁者茯苓四逆湯主之者陽虛煩躁者也少陰病吐利手足厥冷煩躁欲死者吳茱萸湯主之者陰盛而煩躁者也諸如此者證之常也非逆也設或結胷證悉具煩躁者死發熱下利厥逆躁不得卧者死少陰病吐利煩躁四逆者死少陰病四逆惡寒而躁脉不出不煩而躁者死少陰病五六日自利復煩躁不得卧寐者死是數者又皆爲不治之証嗚呼煩躁爲常有之疾復有諸不治之證臨病者之側又當熟審焉

懊憹第二十一

傷寒懊憹何以明之懊者懊惱之懊憹者鬱悶之貌即心中懊懊惱惱煩煩憹憹鬱鬱然不舒暢憒憒然無柰比之煩悶而甚者懊憹也由下後表中陽邪乘虛內陷鬱而不發結伏於胷心之閒故如是也經曰表未解醫反下之胃中空虛客氣動膈心中懊憹又曰下之益煩心懊憹如飢即是陽氣內陷爲諸懊憹也其治之法或吐之或下之若發汗吐下後虛煩不得眠劇者必反覆顛倒心中懊憹與陽明病下之其外有熱手足溫而不結胷心中懊憹飢不能食但頭汗出二者爲邪熱鬱於胷中當須梔子豉湯吐之以湧其結熱也陽明病下之心中懊憹而煩胃中有燥屎者與陽明病無汗小便不利心中懊憹者必發黃二者爲邪熱結於胃中當須大承氣湯茵蔯湯攻之以滌其內熱也識諸此者吐下之不差湯劑之適當則無不愈者一或當汗反吐療熱以溫則變證百出斑出黃生者多矣其爲醫者請精究之

舌上胎第二十二

傷寒舌上胎何以明之舌者心之官法應南方火本紅而澤傷寒三四日已後舌上有膜白滑如胎甚者或燥或濇或黃或黑是數者熱氣淺深之謂也邪氣在表者舌上即無胎及邪氣傳裏津液結搏則舌上生胎也寒邪初傳未全成熱或在半表或在半裏或邪氣客於胷中者皆舌上胎白而滑也經曰舌上如胎者以丹田有熱胷上有寒邪初傳入裏者也陽明病脅下鞕滿不大便而嘔舌上白胎者可與小柴胡湯是邪氣在半表半裏者也太陽病若下之則胃中空虛客氣動膈心中懊憹舌上胎者梔子豉湯主之是邪客於胷中者也藏結宜若可下舌上胎滑者則云不可攻也是邪未全成熱猶帶表寒故也及其邪得爲熱則舌上之胎不滑而濇也經曰傷寒七八日不解熱結在裏表裏俱熱時時惡風大渴舌上乾燥而煩欲飲水數升者白虎加人參湯主之是熱耗津液而滑者已乾也若熱聚於胃則舌爲之黃是熱已深也金匱要略曰舌黃未下者下之黃自去若舌上色黑者又爲熱之極也黃帝鍼經曰熱病口乾舌黑者死以心爲君主之官開竅於舌黑爲腎色見於心部心者火腎者水邪熱已極鬼賊相刑故知必死觀其口舌亦可見其逆順矣

衄第二十三

傷寒衄者何以明之鼻中血出者是也雜病衄者責

熱在裏傷寒衄者責邪熱在表何以言之病源曰心主血肝藏血肺主氣開竅於鼻血得熱則散隨氣上從鼻中出則爲衄是雜病者責其裏熱也經曰傷寒脉浮緊不發汗因致衄者宜麻黄湯傷寒不大便六七日頭痛有熱者與小承氣湯其小便清者知不在裏仍在表也當須發汗若頭痛者必衄宜桂枝湯以此觀之是傷寒衄者責其表熱也千金翼曰吐血有三種一曰肺疽二曰傷胃三曰内衄既吐血家謂之内衄則其鼻中出血者可謂之外衄是經絡之血妄行也經絡熱盛陽氣擁重迫血妄行出於鼻則爲衄經曰其人發煩目瞑劇者必衄衄乃解所以然者陽氣重故也又曰陽盛則欲衄陰虚小便難言衄爲經中陽盛也凡傷寒脉浮鼻中燥口燥但欲漱水不欲嚥者是欲衄也經曰陽明病口乾鼻燥能食者則衄又有不應發汗而強發汗因致衄者經曰少陰病但厥無汗而強發之必動其血未知從何道出或從口鼻或從目出是名下厥上竭爲難治是也衄家雖爲邪熱在經而又不可發汗經曰衄家不可發汗發汗則額上陷脉緊急直視不能眴不得眠前云桂枝湯麻黄湯治衄者非治衄也即是發散經中邪氣爾若邪氣不得發散擁盛於經逼迫於血則因致衄也即非桂枝麻黄湯專治衄也太陽病脉浮緊發熱身無汗自衄者愈是經中之邪隨而散則解矣故知衄者不待桂枝湯麻黄湯發散之也衄者若但頭汗出身無汗及汗出不至足者死黄帝又皆爲不治之疾臨病之際審而治之則不失矣

噦第二十四

傷寒噦者何以明之噦者俗謂之欬逆者是也饐近於噦饐者但胷喉間氣饐塞不得下通然而無聲也則若饐吃吃然有聲者是也噦者成金也胃受疾故噦噦也饐也皆胃之疾但輕重有差爾虚寒相搏反飲水令汗大出水得寒氣冷必相搏其人即饐言胃氣虚竭也傷寒大吐大下之後極虚復極汗出者其人外氣怫鬱復與之水以發其汗因得噦所以然者胃中寒冷故也又胃中虚冷不能食者飲水則噦即是觀之噦饐皆胃疾可知矣經曰趺陽脉浮則爲氣饐脉滑則爲噦此爲醫咎責虚取實之過也大抵妄下之後胃虚氣逆則成噦也經曰濕家若下之太早則噦本虚攻其熱則噦而陽明病不能食攻其熱必噦諸如此者皆下之後胃虚而噦者也然饐者正爲水

寒相搏必曰小青龍湯去麻黄加附子而可矣至於喘者則又熱氣擁鬱氣不得通而成者也輕者有和解之證重者有攻下之候經曰有潮熱時時噦與小柴胡湯者即是和解之證也噦而腹滿視其前後知何部不利利之則愈即可攻下之候也傷寒至於噦則病已極也非若渴煩等輕緩之候如太陽中風以火刼發汗陰陽俱虚竭身體枯燥但頭汗出劑頸而還腹滿微喘口乾咽爛或不大便久則譫語甚者至噦是言其極也又不尿腹滿加噦者不治是爲眞病其若是者雖有神醫之術當斯脫絶之候又何以措其手足哉

欬第二十五

傷寒欬者何以明之欬者聲欬之欬俗謂之嗽者是也肺主氣形寒飲冷則傷之使氣上而不下逆而不収衝擊膈咽令喉中淫淫如痒習習如梗是令欬也甚者續續不已連連不止坐卧不安語言不竟動引百骸聲聞四近矣欬之由來有肺寒而欬者有停飲而欬者有邪氣在半表半裏而欬者雖同曰欬而治各不同也内經曰肺之令人欬何也皮毛者肺之合也皮毛先受寒氣寒氣以從其合其寒飲食入胃從肺脉上至於肺肺寒則内合邪因而客之則爲欬嗽者是肺寒而欬也傷寒表不解心下有水氣乾嘔發熱而欬小青龍湯主之少陰病腹痛小便不利四肢沉重疼痛自下利者此爲有水氣其人或欬者眞武湯加五味子細辛乾薑主之二者是停飲而欬者也雖皆爲水飲所作而小青龍湯所主爲水飲與表寒相合而欬者眞武湯所主爲水飲與裏寒相合而欬者又不可不知也傷寒中風往來寒熱胷脇苦滿默默不欲飲食心煩喜嘔或欬者小柴胡湯去人參大棗生薑加乾薑五味子主之少陰病四逆其人或欬者四逆散加乾薑五味子主之二者是邪氣自表傳裏而欬者雖皆爲邪氣傳裏而小柴胡湯所主爲陽邪傳裏動肺而欬者四逆散所主爲陰邪傳裏動肺而欬者又不可不識也表寒也裏寒也協水飲則必動肺以形寒寒飲則傷肺故也陽邪也陰邪也自表傳裏則必動肺以藏眞高於肺故也欬爲肺疾治之必發散而可矣而又有不可發汗者經曰欬而小便利者不可發汗發汗則四肢厥逆冷又曰欬而發汗蜷而苦滿腹中復堅玆雖逆也又脉散者爲心火形於肺金鬼賊相刑必死臨病之側可不察之

喘第二十六

傷寒喘者何以明之肺主氣形寒飲冷則傷肺故其氣逆而上行衝衝而氣急喝喝而見數張口擡肩搖身滚肚是爲喘也傷寒喘者爲邪氣在表氣不利而喘者有水氣之氣射肺而喘者各不同也喘家作桂枝加厚朴杏仁湯太陽病頭疼腰疼者骨節疼痛惡風無汗而喘者發汗後飲水多必喘以水灌之亦喘傷寒心下有水氣乾嘔發熱而欬或喘者小青龍湯去麻黄加杏子主之是欲發散水寒也經曰喘而汗出者與葛根黄芩黄連湯以和之汗出而喘者與麻黄杏子甘草石膏湯以發之二者如何而然也且邪氣内攻氣逆不利而喘者因喘而汗出見其邪氣在裏也雖表未解未可和之若邪氣外盛壅遏使氣不利而喘者雖汗而喘不已見其邪氣在表也雖經汗下亦可發之此亦古人之奥義傷寒止於邪氣在表而喘者心腹必濡而不堅設或腹滿而喘則又爲可下之證經曰短氣腹滿而喘有潮熱者此外欲解可攻裏也爲因滿脹而喘矣又或邪氣内盛正氣欲脫氣壅上逆亦主喘也經曰直視讝語喘滿者死又汗出髮潤喘不休者此爲肺絶身汗如油喘而不休此爲命絶皆爲不治之喘也省疾問病更宜消息

嘔吐第二十七

傷寒嘔吐何以明之嘔者有聲者也俗謂之啘吐者吐出其物也故有乾嘔而無乾吐是以於嘔則曰食穀欲嘔及吐則曰飲食入口即吐則嘔吐之有輕重可知矣傷寒嘔有責爲熱者有責爲寒者至於吐家則悉言虚冷也經曰太陰之爲病腹滿而吐食不下自利益甚時腹自痛又曰胃中虚冷故吐也嘔家則不然嘔有熱者有寒者有停飲者有胃脘有膿者皆當明辨之嘔而發熱者柴胡湯證具與其嘔不止心下急鬱鬱微煩大柴胡湯主之者是邪熱爲嘔者也膈上有寒飲乾嘔者不可吐也當温之與其乾嘔吐涎沫頭痛者呉茱萸湯主之是寒邪爲嘔者也先嘔後渴者此爲欲解先渴後嘔者爲水停心下此屬飲家是停飲嘔者嘔家有癰膿不須治膿盡自愈是胃脘有膿而嘔也諸如此者雖有殊別大抵傷寒表邪欲傳裏裏氣上逆則爲嘔也是以半表半裏證多云嘔也傷寒三日三陽爲盡三陰當受邪其人反能食而不嘔此爲三陰不受邪是知邪氣傳裏者必致嘔也至於乾薑附子湯證云不嘔不渴爲裏無熱十棗湯

證云乾嘔短氣汗出不惡寒者此表解裏未和也即此觀之其嘔爲裏熱明矣嘔家之爲病氣逆者必散之痰飲者必下之千金曰嘔家多服生薑此是嘔家聖藥是要散其逆氣也金匱要略曰嘔家用半夏以去其水水去嘔則止是要下其痰飲也嘔多雖有陽明證不可攻者謂其氣逆而未收斂爲實也其嘔而脉弱小便復利身有微熱見厥者已爲難治蓋謂其虛寒之甚也醫者必審其邪氣之虛實疾證之逆順爲施藥圓治則當矣

悸第二十八

傷寒悸者何以明之悸者心忪是也築築踢踢然動怔怔忪忪不能自安者是矣心悸之由不越二種一者氣虛也二者停飲也傷寒二三日心悸而煩者小建中湯主之少陰病四逆其人或悸者四逆散加桂五分是氣虛而悸者也飲水多必心下悸是停飲而悸者也其氣虛者由陽氣內弱心下空虛正氣內動而爲悸也其停飲者由水停心下心爲火而惡水水既內停心不自安則爲悸也又有汗下之後正氣內虛邪氣交擊而令悸者與其氣虛而悸者則又甚焉太陽病發汗過多其人叉手自冒必心下悸太陽病若下之身重心下悸者不可發汗少陽病不可吐下吐下則悸而驚少陽病不可發汗發汗則譫語此屬胃胃和則愈胃不和則煩而悸是數者皆汗後協邪者與其氣虛而悸者有以異也或鎮固或化散之皆須定其氣浮也又飲水過多水飲不爲宣布留心下甚者則悸金匱要略曰食少飲多水停心下甚者則悸飲之爲悸甚於他邪雖有餘邪必先治悸何者以水停心下若水氣散則無所不之浸於肺則爲喘爲欬傳於胃則爲噦爲噎溢於皮膚則爲腫漬於腸間則爲利下不可緩之也經曰厥而心下悸宜先治水與茯苓甘草湯後治其厥不爾水漬於胃必作利也厥爲邪之深者猶先治水況其邪氣淺者乎醫者可不深究之

渴第二十九

傷寒渴者何以明之渴者裏有熱也傷寒之邪自表傳至裏則必有名證隨其邪淺深而見焉雖曰一日在皮二日在膚三日在肌四日在胸五日在腹六日入胃其傳經者又有證形焉太陽主氣而先受邪當一二日發頭項痛而腰脊強者是矣太陽傳陽明則二三日發身熱目疼鼻乾不得卧也陽明傳少陽則

三四日發胷脇痛而耳聾此三陽皆受病爲邪在表而猶未作熱故不言渴至四五日少陽傳太陰則邪氣漸入裏寒邪漸成熱當是時也津液耗少故腹滿而嗌乾至五六日太陰傳少陰是裏熱又漸深也當此之時則津液爲熱所搏漸耗而乾故口燥舌乾而渴及至六七日則少陰之邪傳於厥陰厥陰之爲病消渴爲裏熱巳極矣所謂消渴者飲水多而小便少者是矣謂其熱能消水也所以傷寒病至六七日而渴欲飲水爲欲愈之病以其傳經盡故也是以厥陰病云渴欲飲水少少與之愈者是也邪氣初傳入裏熱氣散漫未收歛成熱熏蒸焦膈搏耗津液遂成渴也病人雖渴欲得飲水又不可多與之若飲水過多熱少不能消故復爲停飲諸疾經曰凡得時氣病至五六日渴欲飲水水飲不能多勿多與也何者以腹中熱尚少不能消之便更與人作病也若大渴欲飲水猶當依證與之與之常令不足勿極意也言能飲一㪷與五升又曰渴欲飲水少少與之但以法救之渴者宜五苓散至於大渴欲飲水數升者白虎加人參湯主之皆欲潤其燥而生津液也凡得病反能飲水此爲欲愈之病其不曉病者但聞病飲水自差小渴者乃強與飲之因成[illegible]禍不可復救然則悸動也支結也喘咳噎噦乾嘔腫滿下利小便不利數者皆是飲水之過傷而診病之工當須識此勿令悮也

振第三十

傷寒振者何以明之振者森然若寒聳然振動者是也傷寒振者皆責其虛寒也至於欲汗之時其人必虛必蒸蒸而振却發熱汗出而解振近戰也而輕者有振矣戰爲正與邪爭爭則爲鼓慄而戰振但虛而不至爭故止聳動而振也下後復發汗必振寒者謂其表裏俱虛也亡血家發汗則寒慄而振者謂其血氣俱虛也諸如此者止於振聳爾其振振欲擗地者有身爲振振搖者二者皆發汗過多亡陽經虛不能自主持故身爲振搖也又非若振慄之比經曰若吐若下後心下逆滿氣上衝胷起則頭眩發汗則動經身爲振振搖者茯苓桂枝白术甘草湯主之太陽病發汗不解其人仍發熱心下悸頭眩身瞤動振振欲擗地者真武湯主之二湯者皆溫經益陽滋血助氣之劑經虛陽弱得之未有不獲全濟之功者

戰慄第三十一

傷寒戰慄何以明之戰慄者形相類而實非一也合

而言之戰慄非一也析而分之有內外之別焉戰者身爲之戰搖者是也慄者心戰是也戰之與慄內外之診也昧者通以爲戰慄也通爲戰慄而已則不知有逆順之殊經曰胃無穀氣脾濇不通口急不能言戰而慄者即此觀之戰之與慄豈不異哉戰之與振振輕而戰重也戰之與慄戰外而慄內也戰慄者皆陰陽之爭也傷寒欲解將汗之時正氣內實邪不能與之爭則便汗出而不發戰也邪氣欲出其人本虛邪與正爭微者爲振甚者則戰戰已正勝而解矣經曰病有戰而汗出因得解者何也其人本虛是以發戰者是也邪氣外與正氣爭則爲戰戰其愈者也邪氣內與正氣爭則爲慄慄爲甚者也經曰陰中爲邪必內慄也表氣微虛裏氣不守故使邪中於陰也方其裏氣不守而爲邪中於正氣正氣怯弱故成慄也戰者正氣勝慄者邪氣勝也傷寒六七日欲解之時當解而汗出其有但心慄而鼓頷身不戰者已而遂成寒逆似此多不得解何者以陰氣內盛正氣大虛不能勝邪反爲邪所勝也非大熱劑與其灼艾又焉得而禦之

四逆第三十二

傷寒四逆何以明之四逆者四肢逆而不溫者是也積涼成寒積溫成熱非一朝一夕之故其所由來者漸矣傷寒始者邪在皮膚當太陽陽明受邪之時則一身手足盡熱當少陽少陰受邪之時則手足自溫是表邪漸緩而欲傳裏也經曰有傷寒四五日手足溫而渴者小柴胡湯主之是太陽之邪傳之少陽也傷寒脉浮手足自溫者是爲繫在太陰是少陽邪傳於太陰也是知邪氣在半表半裏則手足不熱而自溫也至於邪傳少陰爲裏證已深雖未至厥而手足又加之不溫是四逆也若至厥陰則手足厥冷矣經曰少陰病四逆其人或欬或悸或小便不利或腹中痛或泄利下重者四逆散主之方用柴胡枳實芍藥甘草四者皆是寒冷之物而專主四逆之疾是知四逆非虛寒之證也又有四逆諸湯亦治四逆手足寒方用乾薑附子熱藥者厥有旨哉若手足自熱而至溫從四逆而至厥者傳經之邪也四逆散主之若始得之手足便厥而不溫者是陰經受邪陽氣不足可用四逆湯溫之大須識此勿令悞也四逆與厥相近而非也經曰諸四逆厥者不可下是四逆與厥有異也吐利煩躁見四逆者死是惡見其四逆也診視之

問熟詳究之

厥第三十三

傷寒厥者何以明之厥者冷也甚於四逆也經曰厥有陰陽氣不相順接便為厥厥者手足逆冷是也謂陽氣內陷熱氣逆伏而手足為之冷也經曰傷寒一二日至四五日厥者必發熱前熱者後必厥厥深者熱亦深厥微者熱亦微是知內陷者手足厥為厥矣少陰病但厥無汗而強發之必動其血未知從何道出或從口鼻或從目出是名下厥上竭亦是言發動其熱也先熱而後厥者熱伏於內也先厥而後熱者陰退而陽氣得伏也若始得之便厥者則是陽氣不足而陰氣勝也大抵厥逆為陰所主寒者多矣而又有進退之別經曰病厥五日熱亦五日設六日當復厥不厥者自愈發熱四日厥反三日厥少熱多其病自愈厥四日熱反三日復厥五日其病為進寒多熱少陽氣退故為進也病至厥陰傳經盡也當是之時陽氣勝陰厥少熱多其病則愈若或陰氣反勝陽不得復厥多熱少其病則逆厥為陰氣至也熱為陽氣復也至於下利則曰先厥後發熱而利必自止見厥復利厥者為熱熱為陽氣得復而利必自止熱者復為厥是陰氣還勝也故復下利矣諸陽受氣於胷中邪氣客於胷中鬱鬱留結則陽氣不得敷布而手足為之厥經曰手足厥冷脉乍緊邪結在胷中心中滿而煩飢不能食病在胷中當吐之者是矣厥為陰之盛也若更加之惡寒而踡者陰氣之極也則難可制經曰少陰病惡寒身踡而利手足厥冷者不治是厥冷之逆者神丹將兢其能生乎

鄭聲第三十四

傷寒鄭聲為邪音也孔子曰惡鄭聲之亂雅樂也又曰放鄭聲遠佞人鄭聲淫佞人殆是謂鄭聲為不正之音也傷寒鄭聲者則其聲如鄭衛之音轉不正也經曰虛則鄭聲今汗後或病久人聲轉者是也以此為虛從可知已又鄭聲者重語也正為聲轉也若聲重而轉其本音者亦是矣昧者殊不知此妄以重為重疊之語與譫語混而莫辨遂止以身熱脉數煩渴便難而多言者為譫語以身涼脉小自利不渴而多言者為鄭聲如此則有失仲景之本意兼[redacted]則語以正之則鄭聲不為重疊正為不正也況仲景之書三百九十餘證曲盡傷寒形候未有脫落而不言者若是鄭聲為多言則於三陰門中亦須條見所以鄭聲別

無證治者是不與讝語爲類也雖曰虛矣止爲正氣虛而不全故使轉聲而不正也明者鑒此幸詳究之

讝語第三十五

傷寒讝語何以明之讝者喃爲呢喃而語也又作譫爲妄有所見而言也斯皆眞氣昏神識不清之所致夫心藏神而主火病則熱氣歸焉傷寒胃中熱盛上乘於心心爲熱冒則神昏亂而語言多出識昏不知所以然遂言無次而成譫妄之語輕者睡中呢喃重者不睡亦語言差謬有讝語者有獨語者有狂語者有語言不休者有言亂者此數者見其熱之輕重也讝語與獨語謂雖間有妄錯之語若與人言有次是熱未至於極者也經曰獨語如見鬼若劇者發則不識人是病獨語未爲劇也狂語者熱甚者也由神昏而無所見覺甚則至於喊叫而言語也言語不休者又其甚也至於言亂者謂妄言罵詈善惡不避親疎爲神明已亂也經曰諸逆發汗微者難差劇者言亂是難可復制也讝語之由又自不同皆當明辨之有被火刼讝語者有汗出讝語者有下利讝語者有下血讝語者有燥屎在胃讝語者有三陽合病讝語者有過經讝語者有亡陽讝語者經曰太熱入胃中水竭躁煩必發讝語又腹滿微喘口乾咽爛或不大便久則讝語是因被火刼讝語也汗出讝語此爲風也須下之過經可下之下之若早語言必亂以表虛裏實故也是汗出讝語者也下利讝語者有燥屎也小承氣湯主之是下利讝語者也下血讝語者此爲熱入血室當刺期門隨其虛實而瀉之是下血讝語者也讝語有潮熱反不能食者胃中必有燥屎五六枚也是謂燥屎在胃讝語者也腹滿身重難以轉側口不仁面垢讝語遺尿是三陽合病讝語者也過經讝語者以有熱也當以湯下之是過經讝語者也發汗多亡陽讝語者不可下與柴胡桂枝湯和其榮衛以通津液後自愈是亡陽讝語也諸如此者脉短則死脉自和則愈又身微熱脉浮大者生逆冷脉沉細不過一日死實則讝語氣收斂在內而實者本病也或氣上逆而喘滿或氣下奪而自利者皆爲逆也經曰直視讝語喘滿者死下利者亦死謂其正氣脫絶也能知虛實之診能識逆從之要治病療病則不失矣

短氣第三十六

傷寒短氣何以明之短氣者氣短而不能相續者是矣似喘而非喘若有氣上衝而實非氣上衝也喘者

張口擡肩搖身滚肚謂之喘也氣上衝者腹裏氣時時上衝也所謂短氣者呼吸雖數而不能相續似喘而不摇肩似呻吟而無痛者短氣也經所言短氣者衆實爲難辨之證愚醫莫識之爲治有悮者多矣要識其短氣之眞者氣急而短促謂之氣促者是也短氣有責爲虚者有責爲實者要當明辨之經曰趺陽脉浮而緊緊則爲寒微則爲虚微虚相摶則爲短氣此爲短氣之虚者也短氣腹滿而喘有潮熱此外欲解可攻裏也此爲短氣之實者也又有屬表又有屬裏者要當審視之經曰短氣但坐以汗出不徹故也更發汗則愈與其風濕相摶汗出短氣小便不利惡風不欲去衣甘草附子湯主之者是邪氣在表而短氣者也乾嘔短氣汗出不惡寒者此表解裏未和也十棗湯主之與其太陽病醫反下之短氣躁煩心中懊憹陽氣内陷心中因鞕則爲結胷大陷胷湯主之是邪氣在裏而短氣者也虚也實也在表也在裏也皆作短氣又何以辨其虚實也大凡心腹脹滿而短氣者邪在裏而爲實也腹濡滿而短氣者邪氣在表而爲虚也大抵短氣爲實金匱要略曰短氣不足以息者實也又水停心下亦令短氣金匱要略曰食少飲多水停心下微者短氣即此觀之短氣之由亦衆矣必審其形候使的而不惑必審其邪氣在表裏之不差隨證攻之了無不愈者矣

傷寒明理論第二終

傷寒明理論第三

摇頭第三十七

傷寒摇頭何以明之頭者諸陽之會也諸陽之脉皆上於頭諸陰脉皆至頸胷中而還陽脉不治則頭爲之摇傷寒摇頭有三皆所主不同也有曰摇頭言者裏痛也以裏有痛者語言則劇欲言則頭爲之戰摇也有曰獨摇頭卒口噤背反張者痓病也以風盛於上風主動摇故也裏痛非邪也痛使之然痓病非逆也風使之然至於陽反獨留形體如煙熏直視摇頭者又謂之心絶蓋心藏神而爲陰之本陽根於陰陰根於陽陰陽相根則榮衛上下相隨矣絶則神去而陰竭陽無根者則不能自主持故頭爲之摇矣王冰曰滋苗者必固其根伐下者必枯其上内絶其根外作摇頭又何疑焉心絶者眞病也風痓裏痛者邪氣也觀其頭摇又當明其藏否焉

瘈瘲第三十八

傷寒瘈瘲何以明之瘈者筋脉急也瘲者筋脉緩也急者則引而縮緩者則縱而伸或縮或伸動而不止者名曰瘈瘲俗謂之搐者是也黄帝内經曰病筋脉相引而急名曰瘈瘲瘈謂若契合之契也行則緩卧則緊從則縱瘲疾之縱者謂若放縱之縱也以急爲瘈以緩爲瘲理至明矣瘈瘲者風疾也而癲癇則瘈瘲焉傷寒瘈瘲者邪熱氣極也熱盛則風搏併經絡風主動致四肢瘈瘲而不寧也故風温被火者曰發微黄色劇者如驚癇時瘈瘲言其熱氣之劇盛也傷寒病至於發瘈瘲者疾勢已過矣多難可制内經曰太陽終者戴眼反折瘈瘲絶汗乃出大如貫珠著身不流是見其瘈瘲爲已過之疾也又有四肢漐習爲四肢動而不止似瘈瘲而無力不得伸縮者也此爲肝絶瘈瘲之證雖難已若能以祛風滌熱之劑折其大熱則瘈瘲亦有生者若妄加灼火或飲以發表之藥則死不旋踵經曰一逆尚引日再逆促命期

不仁第三十九

傷寒不仁何以明之仁柔也不仁謂不柔和也痒不知也痛不知也寒不知也熱不知也任其屈伸灸刺不知所以然者是謂不仁也由邪氣擁盛正氣爲邪氣閉伏鬱而不發榮衛血氣虚少不能通行致斯然也内經曰榮氣虚則不仁針經曰衛氣不行則爲不仁經曰榮衛不能相將三焦無所仰身體痹不仁即是言之知榮衛血氣虚少不能通行爲不仁者明矣

經曰諸乘寒者則爲厥鬱冒不仁言此厥者是正氣爲寒氣所乘爲厥氣也非四肢逆冷之厥也何者蓋以鬱冒爲昏冒不仁爲不知痛痒得不爲尸厥之厥耶經曰少陰脉不至腎氣微精血少奔氣促迫上入胷膈宗氣反聚血結心下陽氣退下熱歸陰股與陰相動令身不仁此爲尸厥其乘寒之厥鬱冒不仁即此尸厥可知矣昔越人入虢診太子爲尸厥以鬱冒不仁爲可治刺之而得痊濟者寔神醫之診也嗚呼設或脉浮而洪身汗如油喘而不休水漿不下形體不仁此又爲命絶雖越人其能起之歟

直視第四十

傷寒直視何以明之直視者視物而目精不轉動者是也若目精轉者非直視也水之精爲志火之精爲神目者心之使也神所寓焉肝之外候也精神榮焉鍼經曰五藏六府之氣皆上注於目而爲之精精之窠爲眼骨之精爲瞳子筋之精爲黑精血之精爲絡氣之精爲白精肌肉之精爲鈎束裹擷筋骨血氣之精與脉并爲系上屬於腦五藏血烝調和精烝充榮則目和而明矣傷寒目直視者邪氣擁盛冒其正氣使神志不慧藏精之氣不上榮於目則目爲之直視傷寒至於直視爲邪氣已極證候已逆多難治經曰衄家不可發汗汗則額上陷脉急緊直視不能眴不得眠以肝受血而能視亡血家肝氣已虛目氣已弱又發汗亡陽則陰陽俱虛所致也此雖錯逆其未甚也逮乎狂言反目直視又爲腎絶直視摇頭又爲心絶皆藏氣脫絶也直視譫語喘滿者死下利者亦死又劇者發則不識人循衣摸牀惕而不安微喘直視脉弦者生濇者死皆邪盛而正氣脫也其或有目中不了了精不和無表裏證大便難身微熱者是非直視也此爲内實也可用大承氣湯大柴胡湯下之直視爲不治之疾目中不了了爲可治之候二者形證相近其爲工者宜熟視之

鬱冒第四十一

傷寒鬱冒何以明之鬱爲鬱結而氣不舒也冒爲昏冒而神不清也世謂之昏迷者是也鬱冒之來皆虛極而乘寒則有之矣經曰諸乘寒者則爲厥鬱冒不仁又曰太陽病先下之而不愈因復發汗以此表裏俱虛其人因致冒冒家汗出自愈所以然者汗出表和故也是知因虛乘寒乃生鬱冒金匱要略曰新産婦人有三病一者病痓二者病鬱冒三者大便難亡

血復汗寒多故令鬱冒又曰産婦鬱冒其脉微弱不能食大便堅所以然者血虛而厥厥而必冒冒家欲解必大汗出即此觀之鬱冒爲虛寒可知矣又或少陰病下利止而頭眩時時自冒者又爲死證蓋謂其虛極而脱也觀其鬱冒幸無忽焉

動氣第四十二

傷寒動氣何以明之動氣者爲築築然動於腹中者是矣藏氣不治隨藏所主發泄於臍之四傍動跳築築然謂之動氣難經曰肝内證臍左有動氣按之牢若痛心内證臍上有動氣按之牢若痛肺内證臍右有動氣按之牢若痛腎内證臍下有動氣按之牢若痛是藏氣不治腹中氣候發動也動氣應藏是皆眞氣虛雖有表裏攻發之證即不可汗下經曰動氣在左不可發汗汗則頭眩汗不止筋惕肉瞤是發汗而動肝氣者也動氣在左不可下下之則腹内拘急食不下動氣更劇雖有身熱臥則欲踡是下之而動肝氣者也動氣在上不可發汗汗則氣上衝正在心端是發汗而動心氣者也動氣在上不可下下之則掌握熱煩身上浮冷熱汗自泄欲得水自灌是下之而動心氣者也動氣在右不可發汗汗則衄而渴心苦

煩飲即吐水是發汗而動肺氣者也動氣在右不可下下之則津液内竭咽燥鼻乾頭眩心悸是下之而動肺氣者也動氣在下不可發汗汗則無汗心中大煩骨節苦痛目運惡寒食則反吐穀不得下是發汗而動腎氣者也動氣在下不可下下之則腹滿卒起頭眩食則下清穀心下痞是下之而動腎氣者也且脾内證當臍有動氣經特曰臍之四傍動氣不可汗下獨不言脾候當臍有動氣者以脾者中州爲胃以行津液發汗吐下耗損津液必先動脾其餘四藏動氣發動妄有汗下猶先動脾況脾家發動氣者詎可動之耶所以特不言之也傷寒所以看外證爲當者蓋不在脉之可見必待問之可得者發汗吐下務要審諦舉此動氣類可知矣

自利第四十三

傷寒自利何以明之自利者有不經攻下自然溏瀉者謂之自利也傷寒自利多種須知冷熱虛實消息投湯無致失差雜病自利多責爲寒傷寒下利多由協熱其與雜病有以異也表邪傳裏裏虛協熱則利不應下而便攻之内虛協熱遂利是皆協熱也又合病家皆作自利太陽與陽明合病必是下利葛根湯

主之太陽與少陽合病必自下利黄芩湯主之陽明與少陽合病必自下利大承氣湯主之三者皆合病下利一者發表一者攻裏一者和解所以不同者蓋六經以太陽陽明爲表少陽太陰爲在半表半裏少陰厥陰爲在裏太陽陽明合病爲在表者也雖曰下利必發散經中邪氣而後已故與葛根湯以汗之太陽與少陽合病爲在半表半裏者也雖曰下利必和解表裏之邪而後已故與黄芩湯以散之陽明少陽合病爲少陽邪氣入府者也雖曰下利必逐去胃中之實而後已故與承氣湯以下之是三者所以有異

也下利家何以明其寒熱耶且自利不渴屬太陰以其藏寒故也下利欲飲水者以有熱也故大便溏小便自可者此爲有熱自利小便色白者少陰病形悉具此爲有寒惡寒脉微自利清穀此爲有寒發熱後重泄色黄赤此爲有熱皆可理其寒熱也凡腹中痛轉氣下趣少腹者此欲自利也自利家身涼脉小爲順身熱脉大爲逆少陰病脉緊下利脉暴微手足反温脉緊反去者此爲欲解下利脉大者爲未止脉微弱數者爲欲自止雖發熱不死是知下利脉大爲逆而脉小爲順也自利宜若可温理中白通諸四逆輩

皆温藏止利之劑又有腸胃有積結與下焦客邪皆温劑不能止之必也或攻泄之或分利之而後已經曰理中者理中焦此利在下焦宜赤石脂禹餘粮湯復不止當利其小便是利在下焦滲泄而分利者也少陰病自利清水色純青心下必痛口乾燥與下利三部皆平按之心下鞕或脉沉而滑或不欲食而讝語或差後至年月日復發此數者皆腸胃有積結而須攻泄者也内經有曰大熱内結注泄不止熱宜寒療結伏須除以寒下之結散利止大寒凝内久利泄溏愈而復發綿歷歲年以熱下之寒去利止謂之通

因通用下利雖有表證又不可發汗以下利爲邪氣内攻走津液而胃虚也故經曰下利不可攻其表汗出必脹滿者是矣大抵下利脱氣至急五奪之中此爲甚者其或邪盛正虚邪擁正氣下脱多下利而死何以言之經曰下利日十餘行脉反實者死發熱下利至甚厥不止者死直視讝語下利者死下利手足厥冷無脉者灸之不温脉不還死少陰病自利復煩躁不得卧寐者死此數者皆邪擁正氣下脱而死者也金匱要略曰六府氣絶於外者手足寒五藏氣絶於内者利下不禁嗚呼疾成而後藥雖神醫不可爲

巳氣既脫矣孰能治之

筋惕肉瞤第四十四

傷寒筋惕肉瞤何以明之傷寒頭痛身疼惡寒發熱者必然之證也其於筋惕肉瞤非常常有之者必待發汗過多亡陽則有之矣內經曰陽氣者精則養神柔則養筋發汗過多津液枯少陽氣太虛筋肉失所養故惕惕然而跳瞤瞤然而動也太陽病脉微弱汗出惡風者不可服大青龍湯服之則厥逆筋惕肉瞤此爲逆也太陽病發汗汗出不解其人仍發熱頭眩身瞤動振振欲擗地者眞武湯主之動氣在左不可發汗發汗則頭眩汗出不止筋惕肉瞤即是觀之筋惕肉瞤由發汗多亡陽陽虛可見矣茲雖逆也止於發汗亡陽而表虛治以溫經益陽則可矣或因吐下發汗後表裏俱虛而有此狀者又非若但發汗後所可同也經曰傷寒吐下後發汗虛煩脉甚微八九日心下痞脇滿痛氣上衝咽喉眩冒筋脉動惕者久而成痿此爲逆之甚者也太陽病發汗復下之後表裏俱虛復加燒針因胷煩面色黃膚瞤者難治茲爲逆之甚者也發汗吐下庸可忽諸

熱入血室第四十五

傷寒熱入血室何以明之室者屋室也謂可以停止之處人身之血室者榮血停止之所經脉留會之處即衝脉是也衝脉者奇經八脉之一脉也起於腎下出於氣衝並足陽明經夾臍上行至胷中而散爲十二經脉之海王冰曰衝爲血海言諸經之血朝會於此男子則運行之女子則上爲乳汁下爲月水內經曰任脉通衝脉盛月事以時下者是也王冰曰陰靜海滿而去血謂衝脉盛爲海滿也即是觀之衝是血室可知矣傷寒之邪婦人則隨經而入男子由陽明而傳以衝之脉與少陰之絡起於腎女子感邪太陽隨經便得而入衝之經並足陽明男子陽明內熱方得而入也衝之得熱血必妄行在男子則下血讝語在婦人則月水適來陽明病下血讝語此爲熱入血室者斯蓋言男子不止謂婦人而言也婦人傷寒經水適來與經水適斷者皆以經氣素虛宮室不闢邪得乘虛而入針經有言曰邪氣不得其虛不能獨傷人者是矣婦人熱入血室有須治而愈者有不須治而愈者又各不同也婦人中風發熱惡寒經水適來得之七八日熱除而脉遲身涼和胷脇下滿如結胷狀讝語者此爲熱入血室當刺期門隨其實而瀉之

與其婦人中風七八日續得寒熱發作有時經水適斷者此爲熱入血室其血必結故使如瘧狀發作有時小柴胡湯主之二者是須治而愈者也婦人傷寒發熱經水適來晝則明了暮則譫語如見鬼狀者此爲熱入血室無犯胃氣及上二焦必自愈是不須治而愈者也譫語爲病邪之甚者何不須治而愈耶且胷脇滿如結胷譫語是邪氣留結於胷脇而不去者必刺期門隨其實而瀉之寒熱如瘧發作有時者是血結而不行者須小柴胡湯散之二者既有留邪必須治之可也若發熱經水適來晝日明了暮則譫語此則經水既來以裏無留邪但不妄犯熱隨血散必自愈經曰血自下下者愈故無犯胃氣及上二焦必自愈所謂妄犯者謂恐以譫語爲陽明內實攻之犯其胃氣也此無胷脇之邪恐刺期門犯其中焦也此無血結恐與小柴胡湯犯其上焦也小柴胡湯解散則動衛氣衛出上焦動衛氣是犯上焦也刺期門則動榮氣榮出中焦動榮氣是犯中焦也脉經有曰無犯胃氣及上二焦豈謂藥不謂針耶此其是歟

發黃第四十六

傷寒發黃何以明之經曰濕熱相交民當病癉癉者黃也單陽而無陰者也傷寒至於發黃爲疾之甚也濕也熱也甚者則發黃內熱已盛復被火者亦發黃也邪風被火熱兩陽相熏灼其身必發黃陽明病被火額上汗出而小便不利者必發黃是由內有熱而被火致發黃者也陽明病無汗小便不利心中懊憹者必發黃是由陽明熱盛致發黃者傷寒發汗已身目爲黃所以然者寒濕在裏不解故也以爲不可下也於寒濕中求之是由寒濕致發黃也濕亦令黃也熱亦令黃也其能辨之乎二者非止根本來有異而色澤亦自不同濕家之黃也黃身(一作其身)如似熏黃雖黃而色暗不明也至於熱盛之黃也必身黃如橘子色甚者勃勃出染著衣正黃如蘗是其正黃色也由是觀之濕之與熱豈不異矣(一作乎)大抵黃家屬太陰太陰者脾之經也脾者土黃土色也脾經爲濕熱蒸之則色見於外必發身黃經曰傷寒脉浮緩手足自溫者是爲繫在太陰太陰當發身黃者是矣熱雖內盛若已自汗出小便利者則不能發黃必也頭汗出身無汗劑頸而還小便不利渴引水漿此爲瘀熱在裏身必發黃黃家爲熱盛而治法亦自有殊傷寒八九(一作七八)日身黃如橘子色小便不利少腹(一作微)滿者

茵陳蒿湯主之此欲泄滌其熱也傷寒身黄發熱者梔子蘗皮湯主之此欲解散其熱也傷寒瘀熱在裏身必發黄麻黄連翹赤小豆湯主之此欲解散其熱也此數者泄滌解散乃爲之不同亦皆析火徹熱之劑也一或身黄脉沉結少腹鞭而小便自利其人如狂者又爲畜血在下焦使之黄也必須抵當湯下之而愈黄家既是病之已極是以有不治之者多矣非止寸口近掌無脉鼻氣出冷爲不治之疾又若形體如煙熏直視摇頭者是爲心絶環口黧黑柔汗發黄是爲脾絶皆不治之診（證一作）醫者更詳視之

發狂第四十七

傷寒發狂何以明之狂獝猖狂謂其不寧也難經曰狂之始發也少臥不饑而自高賢也自辨（辯一作）智也自貴倨也妄笑好歌樂也妄行走不休也狂家所起皆陽盛致然内經曰陰不勝其陽脉留薄疾并乃狂也又曰邪入於陽則狂邪入於陰則痹難經曰重陽者狂重陰者癲脉經曰陰附陽則狂陽附陰則癲病源曰陽邪并於陽則狂陰邪并於陰則癲即諸經之狂爲陽盛也明矣又陽明之病惡人與火聞木音則惕然而驚心欲動獨閉户牖而處甚則欲上高而歌棄衣而走踰垣上屋其所上之處皆非素能者是謂陽邪并於陽明也傷寒熱毒在胃并於心藏使神不寧而志不定遂發狂也傷寒至於發狂爲邪熱至極也非大吐下則不能已又有熱在下焦其人如狂者經曰熱入膀胱其人如狂謂之如狂則未至於狂但臥起不安爾其或狂言目反直視又爲腎之絶汗出輒復熱狂言不能食又爲失志死若此則殆非藥石之所及是爲眞病焉

霍亂第四十八

傷寒霍亂何以明之上吐而下利揮霍而撩亂是也邪在上焦者但吐而不利邪在下焦者但利而不吐若邪在中焦胃氣不治爲邪所傷使陰陽乖隔遂上吐而下利若止嘔吐而利經止謂之吐利必也上吐下利躁擾煩亂乃謂之霍亂其與但稱吐利者有以異也傷寒吐利者邪氣所傷霍亂吐利者飲食所傷也其有兼傷寒之邪内外不和者加之頭痛發熱而吐利也經曰病發熱頭痛身疼惡寒吐利者此屬何病荅曰此名霍亂霍亂自吐下又利止復更發熱也是霍亂兼傷寒者也霍亂者頭痛發熱熱多欲飲水者五苓散主之寒多不用水者理中圓主之以其中

焦失治陰陽乖隔必有偏之者偏陽則多熱偏陰則多寒許仁則曰病有乾霍亂有濕霍亂乾霍亂死者多濕霍亂死者少蓋吐利則所傷之物得以出泄雖霍亂甚則止於胃中水穀泄盡則止矣所以死者少及其乾霍亂而死多者以其上不得吐下不得利則所傷之物不得出泄擁閉正氣關（一作乖）隔陰陽煩擾悶亂躁無所安喘脹乾霍亂而死嗚呼食飲有節起居有常者豈得致霍亂耶飲食自倍腸胃乃傷喪身之由實自致爾

畜血第四十九

傷寒畜血何以明之畜血者血在下焦結聚而不行畜積而不散者是也血菀於上而吐血者謂之薄厥留於下而瘀者謂之畜血此由太陽隨經瘀熱在裏血為熱所摶結而不行畜於下焦之所致經曰太陽病六七（一作七八）日表證仍在脉微而沉反不結胷其人如狂者以熱在下焦少腹當鞕滿小便自利者下血乃愈抵當湯主之者是也大抵看傷寒必先觀兩目次看口舌然後自心下至少腹以手攝按之覺有滿鞕者則當審而治之如少腹覺有鞕滿便當問其小便若小便不利者則是津液留結可利小便若小便

自利者則是畜血之證可下瘀血經曰傷寒有熱少腹滿應小便不利今反利者為有血也又曰太陽病身黃脉沉結少腹鞕小便不利者為無血也小便自利其人如狂者血證諦也皆須抵當圓（一作湯）下之愈陽明病其人喜忘屎雖鞕大便反易其色必黑亦是畜血之證畜血於下所以如狂者經謂熱結膀胱其人如狂者是也血瘀於下所以喜忘者内經曰血并於下亂而喜忘者是也二者若有其一則為畜血證明矣畜血之證又有輕重焉如狂也喜忘也皆畜血之甚者須抵當湯圓以下之如外已解但少腹急結者則為畜血之輕也須桃仁承氣湯以利之醫之妙者何也在乎識形證明脉息曉虛實知傳變其於形證之明者衆人所共識又何以見其妙必也形證之參差衆人所未識獨先識之乃所以為妙且如病人無表裏證發熱七八日雖脉浮數者可下之假令已下脉數不解合熱則消穀善飢至六七日不大便者此有瘀血抵當湯主之當不大便六七日之際又無喜忘如狂之證亦無少腹鞕滿之候當是之時與承氣湯下者多矣獨能處以抵當湯下之者是為醫之妙者也若是者何以知其有畜血也且脉浮而數浮則

傷氣數則傷血熱客於氣則脉浮熱客於血則脉數因下之後浮數俱去則已若下之後數去其脉但浮者則榮血間熱去而衛氣間熱在矣爲邪氣獨留心中則飢邪熱不殺穀潮熱發渴也及下之後浮脉去而數不解者則衛氣間熱去而榮血間熱在矣熱氣合并血乃下行胃虛協熱消穀善飢血至下焦若不不止則血得以出泄必便膿血也若不大便六七日則血不得出泄必畜在下焦爲瘀血是須抵當湯下之此實疾證之奇異醫法之玄微能審諸此者眞妙醫也

勞復第五十

傷寒勞復何以明之勞爲勞動之勞復爲再發也是傷寒差後因勞動再發者是也傷寒新差後血氣未平餘熱未盡勞動其熱熱氣還經絡遂復發也此有二種一者因勞動外傷二者因飲食内傷其勞動外傷者非止強力摇體持重遠行之勞至於梳頭洗面則動氣憂悲思慮則勞神皆能復也況其過用者乎其飲食内傷者爲多食則遺食肉則復者也内經曰熱病已愈而時有遺者何也以熱甚而強食之病已衰而熱有所藏因其穀氣留薄兩陽相合故有所遺經曰病已差尚微煩設不了了者以新虛不勝穀氣故令微煩損穀則愈夫傷寒邪氣之傳自表至裏有次第焉發汗吐下自輕至重有等差焉及其勞復則不然見其邪氣之復來也必迎奪之不待其傳也經曰大病差後勞復者枳實梔子豉湯主之若有宿食加大黄且枳實梔子豉湯則吐之豈待虛煩懊憹之證加大黄則下之豈待腹滿讝語之候經曰傷寒差後更發熱者小柴胡湯主之脉浮以汗解之脉沉實者以下之亦是便要析其邪也蓋傷寒之邪自外入也勞復之邪自内發也發汗吐下隨宜施用焉嗚呼

勞復也食復也諸勞皆可及御内則死矣若男女相易則爲陰陽易其不易自病者謂之女勞復以其内損眞氣外動邪熱眞虛邪盛則不可治矣昔督郵顧子獻不以華佗之診爲信臨死致有出舌數寸之驗由此觀之豈不與後人爲鑒誡

傷寒明理論第三

傷寒明理方論

桂枝湯方

經曰桂枝本爲解肌若其人脉浮緊發熱汗不出者不可與之常須識此勿令誤也蓋桂枝湯本專主太陽中風其於腠理緻密榮衛邪實津液禁固寒邪所勝者則桂枝湯不能發散必也皮膚疎湊又自汗風邪干於衛氣者乃可投之也仲景以解肌爲輕以發汗爲重是以發汗吐下後身疼不休者必與桂枝湯而不與麻黃湯者以麻黃湯專於發汗其發汗吐下後津液内耗雖有表邪而止可解肌故須桂枝湯小和之也桂味辛熱用以爲君必謂桂猶圭也宣導諸藥爲之先聘是猶辛甘發散爲陽之意蓋發散風邪必以辛爲主故桂枝所以爲君也芍藥味苦酸微寒甘草味甘平二物用以爲臣佐者内經所謂風淫所勝平以辛佐以苦以甘緩之以酸收之是以芍藥爲臣而甘草爲佐也生薑味辛温大棗味甘温二物爲使者内經所謂風淫於内以甘緩之以辛散之是以薑棗爲使者也薑棗味辛甘固能發散而此又不特專於發散之用以脾主爲胃行其津液薑棗之用專行脾之津液而和榮衛者也麻黃湯所以不用薑棗

者謂專於發汗則不待行化而津液得通矣用諸方者請熟究之

桂枝 君三兩去皮　芍藥 臣佐三兩　甘草 臣佐二兩炙

生薑 使三兩切　大棗 使十二枚擘

右五味㕮咀三味以水七升微火煮取三升去滓適寒温服一升服已須臾歠熱稀粥一升餘以助藥力温覆令一時許遍身漐漐微似有汗者益佳不可令如水流漓病必不除若一服汗出病差停後服不必盡劑若不汗更服依前法又不汗後服小促其間半日許令三服盡若病重者一日一夜服周時觀之服一劑盡病證猶在者更作服若汗不出乃服至二三劑禁生冷粘滑肉麪五辛酒酪臭惡等物

麻黃湯方

本草有曰輕可去實即麻黃葛根之屬是也實爲寒邪在表皮腠堅實榮衛勝津液内固之表實非腹滿便難之内實也聖濟經曰汗不出而腠密邪氣勝而中蘊輕劑所以揚之即麻黃葛根之輕劑耳麻黃味甘苦用以爲君者以麻黃爲輕劑而專主發散是以

爲君也桂枝爲臣者以風邪在表又緩而膚理疎者則必以桂枝解其肌是用桂枝爲臣寒邪在經表實而腠密者則非桂枝所能獨散必專麻黃以發汗是當麻黃爲主故麻黃爲君而桂枝所以爲臣也内經曰寒淫於内治以甘熱佐以辛苦者兹是類歟甘草味甘平杏仁味甘苦温用以爲佐使者内經曰肝苦急急食甘以緩之肝者榮之主也傷寒榮勝衛固血脉不利是專味甘之物以緩之故以甘草杏仁爲之佐使且桂枝湯主中風風則傷衛風邪併於衛則衛實而榮弱仲景所謂汗出惡風者此爲榮弱衛強者是矣故桂枝湯佐以芍藥用和榮也麻黃湯主傷寒寒則傷榮寒邪併於榮則榮實而衛虛内經所謂氣之所并爲血虛血之所併爲氣虛者是矣故麻黃佐以杏仁用利氣也若是之論實處方之妙理制劑之淵微該通君子熟明察之乃見功焉

麻黃君三兩去節　桂枝臣二兩去皮　甘草佐使一兩炙

杏仁佐使七十枚去皮尖

右四味以水九升先煮麻黃減二升去上沫内諸藥煮取二升半去滓温服八合覆取微似汗不須啜粥餘如桂枝法將息

大青龍湯

青龍東方甲乙木神也應春而主肝專發生之令爲敷榮之主萬物出甲開甲則有兩歧肝有兩葉以應木葉所以謂之青龍者以發散榮衛兩傷之邪是應肝木之體耳桂枝湯主中風麻黃湯主傷寒二者發散之純者也及乎大青龍湯則不然雖爲發汗之劑而所主又不一必也中風脉浮緊爲中風見寒脉是風寒兩傷也傷寒脉浮緩爲傷寒見風脉是風寒兩傷也風兼寒寒兼風乃大青龍湯專主之也見兹脉證雖欲與桂枝湯解肌以祛風而不能已其寒則病不去或欲以麻黃湯發汗以散寒而不能去其風則病仍在兹仲景所以特處大青龍湯以兩解之麻黃味甘温桂枝味辛熱寒則傷榮必以甘緩之風則傷衛必以辛散之此風寒兩傷榮衛俱病故以甘辛相合而爲發散之劑表虛膚緩者則以桂枝爲主此以表實腠理密則以麻黃爲主是先麻黃後桂枝兹麻黃爲君桂枝爲臣也甘草味甘平杏仁味甘苦苦甘爲助佐麻黃以發表大棗味甘温生薑味辛温辛甘相合佐桂枝以解肌石膏味甘辛微寒風陽邪也寒陰邪也風則傷陽寒則傷陰榮衛陰陽爲風寒兩傷

則非輕劑所能獨散也必須輕重之劑以同散之乃得陰陽之邪俱已榮衛之氣俱和是以石膏爲使石膏爲重劑而又専達肌表者也大青龍湯發汗之重劑也非桂枝湯之所同用之稍過則又有亡陽之失經曰若脉微弱汗出惡風者不可服服之則厥逆筋惕肉瞤此爲逆也又曰一服汗者停後服若復服汗多亡陽遂虛惡風煩躁不得眠也即此觀之劑之輕重可見矣其用湯者宜詳審之

麻黄君六兩去節　桂枝臣二兩去皮　甘草佐一兩炙
杏仁佐四十枚去皮尖　生薑佐三兩切　大棗佐十枚擘
石膏使如鷄子大碎

右七味以水九升先煮麻黄減二升去上沫内諸藥煮取三升去滓温服一升取微似汗汗出多者温粉粉之一服汗者停後服若復服汗多亡陽遂虛（一作逆）惡風煩躁不得眠也

又温粉方

白术　藁本　川芎
白芷各等分

右擣羅爲細末每末一兩入米粉三兩和令匀粉撲周身止汗無藁本亦得

小青龍湯方

青龍象肝木之兩歧而主兩傷之疾中風見寒脉傷寒見風脉則爲榮衛之兩傷故以青龍湯主之傷寒表不解則麻黄湯可以發中風表不解則桂枝可以散惟其表且不解而又加之心下有水氣則非麻黄湯所能發桂枝湯所能散乃須小青龍湯始可祛除表裏之邪氣爾麻黄味甘辛温爲發散之主表不解應發散之則以麻黄爲君桂味辛熱甘草味甘平甘辛爲陽佐麻黄表散之用二者所以爲臣芍藥味酸微寒五味子味酸温二者所以爲佐者寒飲傷肺咳逆而喘則肺氣逆内經曰肺欲收急食酸以收之故用芍藥五味子爲佐以收逆氣乾薑味辛熱細辛味辛熱半夏味辛微温三者所以爲使者心下有水津液不行則腎氣燥内經曰腎苦燥急食辛以潤之是以乾薑細辛半夏爲使以散寒水逆氣收寒水散津液通行汗出而解矣心下有水氣散行則傳不一故又增損之證若渴者去半夏加栝樓根水畜則津液不行氣燥而渇半夏味辛温燥津液者也去之則津液易復栝樓根味苦微寒潤枯燥者也加之則津液通行是爲渴所宜也若微利去麻黄加芫花水氣下

行潰入腸間則爲利下利者不可攻其表汗出必脹滿麻黃專爲表散非下利所宜故去之芫花味苦寒酸苦爲湧泄之劑水去利則止芫花下水故加之若噎者去麻黃加附子經曰水得寒氣冷必相搏其人即噎又曰病人有寒復發汗胃中冷必吐蚘噎爲胃氣虛竭麻黃發汗非胃虛冷所宜故去之附子辛熱熱則温其氣辛則散其寒而噎者爲當兩相佐之是以袪散冷寒之氣若小便不利少腹滿去麻黃加茯苓水畜在下焦不行爲小便不利少腹滿凡邪客於體者在外者可汗之在内者可下之在上者可湧之在下者可泄之水畜下焦滲泄可也發汗則非所當故去麻黃而茯苓味甘淡專行津液内經曰濕淫於内以淡滲之滲溺行水甘淡爲所宜故加茯苓若喘者去麻黃加杏仁喘爲氣逆麻黃發陽去之則氣易順杏仁味甘苦温加之以泄逆氣金匱要略曰其形腫者故不内麻黃乃内杏子以麻黃發其陽故喘逆形腫標本之疾加減所同蓋其類矣

麻黃（君三兩，去節）　甘草（臣三兩，炙）　桂枝（臣三兩，去皮）
芍藥（佐三兩）　五味子（佐半升）　細辛（使三兩）
乾薑（使三兩）　半夏（使半升，洗）

右八味以水一斗先煮麻黃減二升去上沫内諸藥煮取三升去滓温服一升

大承氣湯方

承順也傷寒邪氣入胃者謂之入府府之爲言聚也胃爲水穀之海榮衛之源水穀會聚於胃變化而爲榮衛邪氣入於胃也胃中氣鬱滯糟粕秘結壅而爲實是正氣不得舒順也本草曰通可去滯泄可去閉塞而不利閉而不通以湯蕩滌使塞者利而閉者通正氣得以舒順是以承氣名之王冰曰宜下必以苦宜補必以酸言酸收而苦泄也枳實味苦寒潰堅破結則以苦寒爲之主是以枳實爲君厚朴味苦温内經曰燥淫於内治以苦温泄滿除燥則以苦温爲輔是以厚朴爲臣芒硝味鹹寒内經曰熱淫於内治以鹹寒人傷於寒則爲病熱熱氣聚於胃則謂之實鹹寒之物以除消熱實故以芒硝爲佐大黃味苦寒内經曰燥淫所勝以苦下之熱氣内勝則津液消而腸胃燥苦寒之物以蕩滌燥熱故以大黃爲使是以大黃有將軍之號也承氣湯下藥也用之尤宜審焉審知大滿大實堅有燥屎乃可投之也如非大滿則猶生寒熱而病不除況無滿實者而結胸痞氣之屬由

是而生矣是以脉經有曰傷寒有承氣之戒古人亦特謹之

枳實 君 炙 五枚　厚朴 臣 半斤 炙去皮　芒硝 佐 三合
大黃 使 四兩 酒洗

右四味以水一㪷先煑二物取五升去滓内大黃更煑取二升去滓内芒硝更上微火一兩沸分温再服得下餘勿服

大柴胡湯

虛者補之實者瀉之此言所共知至如峻緩輕重之劑則又臨時消息焉大滿大實堅有燥屎非駛劑則不能泄大小承氣湯峻所以泄堅滿者也如不至大堅滿邪熱甚而須攻下者又非承氣湯之可投必也輕緩之劑攻之大柴胡湯緩用以逐邪熱也經曰傷寒發熱七八日雖脉浮數者可下之宜大柴胡湯又曰太陽病過經十餘日反二三下之後四五日柴胡證仍在者先與小柴胡嘔不止心下急鬱鬱微煩者爲未解也可大柴胡下之則愈是知大柴胡爲下劑之緩也柴胡味苦平微寒傷寒至於可下則爲熱氣有餘應火而歸心苦先入心折熱之劑必以苦爲主故以柴胡爲君黃芩味苦寒王冰曰大熱之氣寒以取之推除邪熱必以寒爲助故以黃芩爲臣芍藥味酸苦微寒枳實味苦寒内經曰酸苦湧泄爲陰泄實折熱必以酸苦故以枳實芍藥爲佐半夏味辛温生薑味辛温大棗味甘温辛者散也散逆氣者必以辛甘者緩也緩正氣者必以甘故半夏生薑大棗爲之使也一方加大黃以大黃有将軍之號而功專於蕩滌不加大黃恐難攻下必應以大黃爲使也用湯者審而行之則十全之功可得矣

柴胡 君 半斤　黃芩 臣 三兩　枳實 佐 四枚 炙
芍藥 佐 三兩　生薑 使 五兩 切　半夏 使 半升 洗
大棗 使 十二枚 擘

右件七味以水一㪷二升煮取六升去滓再煎温服一升日三服一方加大黃二兩若不加恐不名大柴胡湯

小柴胡湯方

傷寒邪氣在表者必漬形以爲汗邪氣在裏者必蕩滌以取利其於不外不内半表半裏又非發汗之所宜又非吐下之所對是當和解則可矣小柴胡爲和解表裏之劑也柴胡味苦平微寒黃芩味苦寒内經曰熱淫於内以苦發之邪在半表半裏則半成熱矣

熱氣內傳之不可則迎而奪之必先散熱是以苦寒爲主故以柴胡爲君黄芩爲臣以成徹熱發表之劑人參味甘平邪氣傳裏則裏氣不治甘以緩之是以甘物爲之助故用人參甘草爲佐以扶正氣而復之也半夏味辛微温邪初入裏則裏氣逆辛以散之是以辛物爲之助故用半夏爲佐以順逆氣而散邪也裏氣平正則邪氣不得深入是以三味佐柴胡以和裏生薑味辛温大棗味甘温内經曰辛甘發散爲陽表邪未已迤邐內傳既未作實宜當兩解其在外者必以辛甘之物發散故生薑大棗爲使輔柴胡以和表七物相合兩解之劑當矣邪氣自表未斂爲實乘虛而湊則所傳不一故有增損以禦之胸中煩而不嘔去半夏人參加栝樓實煩者熱也嘔者氣逆也胸中煩而不嘔則熱聚而氣不逆邪氣欲漸成實也人參味甘爲補劑去之使不助熱也半夏味辛爲散劑去之以無逆氣也栝樓實味苦寒除熱必以寒泄熱必以苦加栝樓實以通胸中鬱熱若渴者去半夏加人參栝樓根津液不足則渴半夏味辛性燥滲津液物也去之則津液易復人參味甘而潤栝樓根味苦而堅堅潤相合津液生而渴自已若腹中痛者去黄芩

加芍藥宜通而塞爲痛邪氣入裏裏氣不足寒氣壅之則腹中痛黄芩苦寒苦性堅而寒中去之則中氣易和芍藥味酸苦微寒酸性泄而利中加之則裏氣得通而痛自已若脇下痞鞕去大棗加牡蠣內經曰甘者令人中滿大棗甘温去之則鞕浸散鹹以耎之牡蠣味酸鹹寒加之則痞者消而鞕者耎若心下悸小便不利者去黄芩加茯苓心下悸小便不利水畜而不行也內經曰腎欲堅急食苦以堅之堅腎則水益堅黄芩苦寒去之則畜水浸行內經曰淡味滲泄爲陽茯苓甘淡加之則津液通流若不渴外有微熱去人參加桂不渴則津液足去人參以人參爲主內之物也外有微熱則表證多加桂以取汗發散表邪也若欬者去人參大棗生薑加五味子乾薑肺氣逆則欬甘補中則氣愈逆故去人參大棗之甘五味子酸温肺欲收急食酸以收之氣逆不收故加五味子之酸生薑乾薑一物也生者温而乾者熱寒氣內淫則散以辛熱蓋諸欬皆本於寒故易生薑以乾薑是相假之以正温熱之功識諸此者小小變通觸類而長焉

柴胡君半斤　黄芩臣三兩　人參佐三兩

甘草佐三两炙 半夏佐半升洗 生薑使三两切

大棗使十二枚擘

右七味以水一斗二升煑取六升去滓再煎取三升温服一升日三服

梔子豉湯方

内經曰其高者因而越之其下者引而竭之中滿者瀉之於内其有邪者漬形以爲汗其在皮者汗而發之治傷寒之妙雖有變通終不越此數法也傷寒邪氣自表而傳裏留於胷中爲邪在高分則可吐之是越之之法也所吐之證亦自不同如不經汗下邪氣藴鬱於膈則謂之膈實應以苽蔕散吐之瓜蔕散吐胸中實邪者也若發汗吐下後邪氣乘虚留於胷中則謂之虚煩應以梔子豉湯吐之梔子豉湯吐胸中虚煩者也梔子味苦寒内經曰酸苦湧泄爲陰湧者吐之也湧吐虚煩必以苦爲主是以梔子爲君煩爲熱勝也湧熱者必以苦勝熱者必以寒香豉味苦寒助梔子以吐虚煩是以香豉爲臣内經曰氣有高下病有遠近證有中外治有輕重適其所以爲治依而行之所謂良矣

梔子君十四枚擘 香豉臣四合綿裹

右二味以水四升煑梔子取二升半去滓内豉更煑取一升半去滓分二服温進一服得快吐者止後服

苽蔕散

華陀曰四日在胸則可吐之此迎而奪之之法也千金方曰氣浮上部塡塞心胸胸中滿者吐之則愈此隨證治之之法也大約傷寒四五日邪氣客於胸中之時也加之胸中煩滿氣上衝咽喉不得息者則爲吐證具乃可投諸吐藥而萬全之功有之矣苽蔕味苦寒内經曰濕氣在上以苦吐之寒濕之氣留於胷中以苦爲主是以苽蔕爲君赤小豆味酸濕内經曰酸苦湧泄爲陰分湧膈實必以酸爲助是以赤小豆爲臣香豉味苦寒苦以湧泄寒以勝熱去上膈之熱必以苦寒爲輔是以香豉爲使酸苦相合則胸中痰熱湧吐而出矣其於亡血虚家所以不可與者以苽蔕散爲駃劑重亡津液之藥亡血虚家補養則可更亡津液必不可全用藥君子必詳究焉

苽蔕君一分熬黄 赤小豆臣一分

右二味各别擣篩爲散已合治之取一錢匕以香豉一合用熱湯七合煮作稀糜去滓取

汁和散温頓服之不吐者少少加得快吐乃止諸亡血虚家不可與苽蒂散

大陷胸湯方

結胷由邪在胸中處身之高分邪結於是宜若可吐然所謂結者若繫結之結不能分解者也諸陽受氣於胸中邪氣與陽氣相結不能分解氣不通壅於心下爲鞕爲痛是邪正因結於胷中非虚煩膈實之所同是須攻下之物可理低者舉之高者陷之以平爲正結胷爲高邪陷下以平之故治結胷曰陷胷湯甘遂味苦寒苦性泄寒勝熱雖曰泄熱而甘遂又若夫間之遂直達之氣陷胸破結非直達者不能透是以甘遂爲君芒硝味醎寒内經曰醎味下泄爲陰又曰醎以耎之氣堅者以醎耎之熱勝者以寒消之是以芒硝爲臣大黄味苦寒將軍也蕩滌邪寇除去不平將軍之功也陷胷滌熱是以大黄爲使利藥之中此爲駃劑傷寒[illegible]惡結胷爲甚非此湯則不能通利之劑大而數少取其迅疾分解結邪此奇方之制也黄帝鍼經曰結雖大猶可解也在傷寒之結又不能久非陷胸湯孰可解之矣

甘遂君一錢　芒硝臣一升　大黄使六兩去皮

右三味以水六升先煮大黄取二升去滓内芒硝煮一兩沸内甘遂末温服一升得快利止後服

半夏瀉心湯方

凡陷胷湯攻結也瀉心湯攻痞也氣結而不散壅而不通爲結胸陷胷湯爲直達之劑塞而不通否而不分爲痞瀉心湯爲分解之劑所以謂之瀉心者謂瀉心下之邪也痞與結胷有高下焉結胸者邪結在胸中故治結胸曰陷胸湯痞者留邪在心下故治痞曰瀉心湯黄連味苦寒黄芩味苦寒内經曰苦先入心以苦泄之瀉心者必以苦爲主是以黄連爲君黄芩爲臣以降陽而升陰也半夏味辛温乾薑味辛熱内經曰辛走氣辛以散之散痞者必以辛爲助故以半夏乾薑爲佐以分陰而行陽也甘草味甘平大棗味甘温人參味甘温陰陽不交曰痞上下不通爲滿欲通上下交陰陽必和其中所謂中者脾胃是也脾不足者以甘補之故用人參甘草大棗爲使以補脾而和中中氣得和上下得通陰陽得分水升火降則痞消熱已而大汗解矣

黄連君一兩　黄芩臣三兩　半夏佐半升洗

乾薑佐三兩　人參使三兩　甘草使三兩炙

大棗使十二枚擘

右七味以水一㪷煮取六升去滓再煎取三
升温服一升日三服

茵蔯蒿湯方

王冰曰小熱之氣凉以和之大熱之氣寒以取之發黄者熱之極也非大寒之劑則不能徹其熱茵蔯蒿味苦寒酸苦涌泄爲隂酸以涌之苦以泄之泄甚熱者必以苦爲主故以茵蔯蒿爲君心法南方火而主熱梔子味苦寒苦入心而寒勝熱大熱之氣必以苦寒之物勝之曰以梔子爲臣大黄味苦寒宜補必以酸宜下必以苦蕩滌邪熱必假將軍攻之故以大黄爲使苦寒相近雖甚熱大毒必祛除分泄前後復得利而解矣

茵蔯蒿君六兩　梔子臣十四枚擘　大黄使二兩去皮

右三味以水一㪷二升先煮茵蔯蒿減六升
内二味煮取三升去滓分三服小便當利尿
如皂莢汁狀色正赤一宿腹減則黄從小便
去也

白虎湯方

白虎西方金神也應秋而歸肺熱甚於内者以寒下之熱甚於外者以凉解之其有中外俱熱内不得泄外不得發者非此湯則不能解之也夏熱秋凉暑暍之氣得秋而止秋之令曰處暑是湯以白虎名之謂能止熱也知母味苦寒内經曰熱淫所勝佐以苦甘又曰熱淫於内以苦發之欲徹表熱必苦爲主故以知母爲君石膏味甘微寒熱則傷氣寒以勝之甘以緩之熱勝其氣必以甘寒爲助是以石膏爲臣甘草味甘平粳米味甘平脾欲緩急食甘以緩之熱氣内餘消爍津液則脾氣燥必以甘平之物緩其中故以甘草粳米爲之使是太陽中暍得此湯則頓除之即熱見白虎而盡矣立秋後不可服以秋則隂氣半矣白虎爲大寒劑秋王之時若不能食服之而爲噦逆不能食成虚羸者多矣

知母君六兩　石膏臣一斤碎　甘草使二兩炙

粳米使六合

右四味以水一㪷煮米熟湯成去滓温服一
升日三服

五苓散方

苓令也號令之令矣通行津液尅伐腎邪專爲號令

者苓之功也五苓之中茯苓爲主故曰五苓散茯苓味甘平猪苓味甘平甘雖甘也終歸甘淡内經曰味淡滲泄爲陽利大便曰攻下利小便曰滲泄水飲内畜須當滲泄之必以甘淡爲主是以茯苓爲君猪苓爲臣白术味甘温脾惡濕水飲内畜則脾氣不治益脾勝濕必以甘爲助故以白术爲佐澤瀉味鹹寒内經曰鹹味下泄爲陰泄飲導溺必以鹹爲助故以澤瀉爲使桂味辛熱腎惡燥水畜不行則腎氣燥内經曰腎惡燥急食辛以潤之散濕潤燥可以桂枝爲使多飲煖水令汗出愈者以辛散水氣外泄是以汗潤而解也

茯苓君十八銖　猪苓臣十八銖去皮　白术佐十八銖

澤瀉使一兩六銖　桂枝使半兩去皮

右五味擣爲散以白飲和服方寸匕日三服

多飲煖水汗出愈如法將息

理中圓方

心肺在膈上爲陽腎肝在膈下爲陰此上下藏也脾胃應土處在中州在五藏曰孤藏居三焦曰中焦自三焦獨治在中一有不調此圓專治故名曰理中圓人參味甘温内經曰脾欲緩急食甘以緩之緩中益脾必以甘爲主是以人參爲君白术味甘温内經曰脾惡濕甘勝濕温中勝濕必以甘爲助是以白术爲臣甘草味甘平内經曰五味所入甘先入脾脾不足者以甘補之補中助脾必先甘劑是以甘草爲佐乾姜味辛熱喜温而惡寒者胃也胃寒則中焦不治内經曰寒淫所勝平以辛熱散寒温胃必先辛劑是以乾姜爲使脾胃居中病則邪氣上下左右無病不知故又有諸加減焉若臍下築者腎氣動也去白术加桂氣壅而不泄則築然動白术味甘補氣去白术則氣易散桂辛熱腎氣動者欲作奔豚也必服辛味以散之故加桂以散腎氣經曰以辛入腎能泄奔豚氣故也吐多者去白术加生姜氣上逆者則吐多术甘而壅非氣逆者之所宜也千金方曰嘔家多服生薑此爲嘔家聖藥生薑辛散是於吐多者加之下多者還用术氣泄而不收則下多术甘壅補使正氣收而不泄也或曰濕勝則濡泄术專除濕是於下多者加之悸者加茯苓飲聚則悸茯苓味甘滲泄伏水是所宜也渴欲得水者加术津液不足則渴术甘以補津液腹中痛者加人參虚則痛本草曰補可去弱即人參羊肉之屬是也寒多者加乾薑辛能散也腹滿者

去白朮加附子內經曰甘者令人中滿朮甘壅補於腹滿家則去之附子味辛熱氣壅鬱腹爲之滿以熱勝寒以辛散滿故加附子內經曰熱者寒之寒者熱之此之謂也

人參君　白朮臣　甘草佐炙

乾薑使各三兩

右四味擣篩蜜圓如鷄子黃許大以沸湯數合和一圓研碎温服之日三四夜二服

四逆湯方

四逆者四肢逆而不温也四肢者諸陽之本陽氣不足陰寒加之陽氣不相順接是致手足不温而成四逆此湯申發陽氣却散陰寒温經暖肌是以四逆名之甘草味甘平內經曰寒淫於內治以甘熱却陰扶陽必以甘爲主是以甘草爲君乾薑味辛熱內經曰寒淫所勝平以辛熱逐寒正氣必先辛熱是以乾薑爲臣附子味辛大熱內經曰辛以潤之開發腠理致津液通氣也暖肌温經必憑大熱是以附子爲使此奇制之大劑也四逆屬少陰少陰者腎也腎肝位遠非大劑則不能達內經曰遠而奇耦制大其服此之謂也

甘草君二兩炙　乾薑臣一兩半　附子使一枚生用去皮八片

右三味以水三升煑取一升二合去滓分温再服強人可大附子一枚乾薑三兩

眞武湯方

眞武北方水神也而屬腎用以治水焉水氣在心下外帶表而屬陽必應發散故治以眞武湯青龍湯主太陽病眞武湯主少陰病少陰腎水也此湯可以和之眞武之名得矣茯苓味甘平白朮味甘温脾惡濕腹有水氣則脾不治脾欲緩急食甘以緩之滲水緩脾必以甘爲主故以茯苓爲君白朮爲臣芍藥味酸微寒生薑味辛温內經曰濕淫所勝佐以酸辛除濕正氣是用芍藥生薑酸辛爲佐也附子味辛熱內經曰寒淫所勝平以辛熱温經散濕是以附子爲使也水氣內漬至於散則所行不一故有加減之方焉若欬者加五味子細辛乾薑欬者水寒射肺也肺氣逆者以酸收之五味子酸而收也肺惡寒以辛潤之細辛乾薑辛而潤也若小便利者去茯苓茯苓專滲泄也故若下利者去芍藥加乾薑酸之性泄去芍藥以酸泄也辛之性散加乾薑以散寒也嘔者去附子加生薑氣上逆則嘔附子補氣生薑散氣兩不相損氣

則順矣增損之功非大智孰能貫之

茯苓君三兩　白朮臣二兩　芍藥佐三兩

生薑佐三兩切　附子使一枚炮去皮臍破作八片

右五味以水八升煮取三升去滓溫服七合日三服

建中湯方

內經曰肝生於左肺藏於右心位在上腎處在下左右上下四藏居焉脾者土也應中央處四藏之中爲中州治中焦生育榮衛通行津液一有不調則榮衛失所育津液失所行必以此湯溫建中藏是以建中名焉膠飴味甘溫甘草味甘平脾欲緩急食甘以緩之建脾者必以甘爲主故以膠飴爲君甘草爲臣桂辛熱辛散也潤也榮衛不足潤而散之芍藥味酸微寒酸收也泄也津液不逮收而行之是以桂芍藥爲佐生薑味辛溫大棗味甘溫胃者衛之源脾者榮之本黃帝鍼經曰榮出中焦衛出上焦是矣衛爲陽不足者益之必以辛榮爲陰不足者補之必以甘辛甘相合脾胃建而榮衛通是以薑棗爲使或謂桂枝湯解表而芍藥數少建中湯溫裏而芍藥數多殊不知二者遠近之制皮膚之邪爲近則制小其服也桂枝

湯芍藥佐桂枝以發散非與建中同體爾心腹之邪爲遠則制大其服也建中湯芍藥佐膠飴以建脾非與桂枝同用爾內經曰近而奇耦制小其服遠而奇耦制大其服此之謂也

膠飴君一升　甘草臣二兩炙　桂枝佐三兩去皮

芍藥佐六兩　大棗使十二枚擘　生薑使三兩切

右六味以水七升煮取三升去滓內膠飴更上微火消解溫服一升日三服　嘔家不用建中湯以甜故也

脾約圓

約者結約之約又約束之約也內經曰飲入於胃遊溢精氣上輸於脾脾氣散精上歸於肺通調水道下輸膀胱水精四布五經並行是脾爲胃行其津液者今胃強脾弱約束津液不得四布但輸膀胱致小便數而大便鞕故曰其脾爲約麻仁味甘平杏仁味甘溫內經曰脾欲緩急食甘以緩之麻仁杏仁潤物也本草曰潤可去枯腸胃乾燥必以甘潤之物爲之主是以麻仁爲君杏仁爲臣枳實味苦寒厚朴味苦溫潤燥者必以甘甘以潤之破結者必以苦苦以泄之枳實厚朴爲佐以散脾之結約芍藥味酸微寒大黃

味苦寒酸苦涌泄爲陰芍藥大黃爲使以下脾之結燥腸潤結化津液還入胃中則大便利小便少而愈矣

麻子仁 君二兩 杏仁 臣一升去皮尖熬別作脂

枳實 佐半斤炙 厚朴 佐一尺炙去皮 芍藥 使半斤

大黃 使一斤去皮

右六味蜜和圓梧桐子大飲服十圓日三服漸加以知爲度

抵當湯方

人之所有者氣與血也氣爲陽氣流而不行者則易

散以陽病易治故也血與陰血畜而不行者則難散以陰病難治故也血畜於下非大毒駛劑則不能抵當其甚邪故治畜血曰抵當湯水蛭味鹹苦微寒内經曰鹹勝血血畜於下勝血者必以鹹爲主故以水蛭爲君虻蟲味苦微寒苦走血血結不行破血者必以苦爲助是以虻蟲爲臣桃仁味苦甘平肝者血之源血聚則肝氣燥肝苦急急食甘以緩之散血緩急是以桃仁爲佐大黃味苦寒濕氣在下以苦泄之血亦濕類也蕩血逐熱是以大黃爲使四物相合而方劑成病與藥對藥與病宜雖苛毒重疾必獲全濟之功矣

水蛭 君三十枚熬 虻蟲 臣三十箇去翅足熬

桃仁 佐三十去皮尖 大黃 使三兩去皮酒洗

右四味剉如麻豆大以水五升煑取三升去滓温服一升未利再服

傷寒明理方論終

制方之體宣通補瀉輕重澁滑燥濕十劑是也制方

之用大小緩急奇耦複七方是也是以制方之體欲成七方之用者必本於氣味生成而制方成焉其寒熱温涼四氣者生乎天酸苦辛鹹甘淡六味者成乎地生成而陰陽造化之機存焉是以一物之内氣味兼有一藥之中理性具矣主對治療由是而出斟酌其宜參合爲用君臣佐使各以相宜宣攝變化不可勝量一千四百五十三病之方悉自此而始矣其所謂君臣佐使者非特謂上藥一百二十種爲君中藥一百二十種爲臣下藥一百二十五種爲佐使三品

之君臣也制方之妙的與病相對有毒無毒所治為病主主病之謂君佐君之謂臣應臣之謂使擇其相須相使制其相畏相惡去其相反相殺君臣有序而方道備矣方宜一君二臣三佐五使又可一君三臣九佐使也多君少臣多臣少佐則氣力不全君一臣二制之小也君一臣三佐五制之中也君一臣三佐九制之大也君一臣二奇之制也君二臣四耦之制也君二臣三奇之制也君二臣六耦之制也近者奇之遠者耦之所謂遠近者身之遠近也在外者身半以上同天之陽其氣為近在内者身半以下同地之陰其氣為遠心肺位膈上其藏為近腎肝位膈下其藏為遠近而奇耦制小其服遠而奇耦制大其服腎肝位遠數多則其氣緩不能速達於下必劑大而數少取其氣迅急可以走下也心肺位近數少則其氣急不能發散於上必劑少而數多取其氣易散可以補上也所謂數者腎一肝三脾五心七肺九為五藏之常制不得越者補上治上制以緩補下治下制以急又急則氣味厚緩則氣味薄隨其攸利而施之遠近得其宜矣奇方之制大而數少以取迅走於下所謂下藥不以奇耦方之制小而數多以取發散於上

所謂汗藥不以耦經曰汗者不以奇下者不以耦處方之制無逾是也然自古諸方歷歲浸遠難可考評惟張仲景方一部最為衆方之祖是以仲景本伊尹之法伊尹本神農之經醫帙之中特為樞要參今法古不越毫末實乃大聖之所作也一百一十二方之内擇其醫門常用者方二十首因以方制之法明之庶幾少發古人之用心焉

右注解傷寒論十卷明理論三卷論方一卷聊攝成無己之所作自北而南蓋兩集也予以紹興庚戌歲入都傳前十卷於醫者王光廷家洎守荆門又於襄陽訪後四卷得之望聞問切治病處方之要舉不越此古今言傷寒者祖張長沙但因其證而用之初未有發明其意義成公博極研精深造自得本難素靈樞諸書以發明其奧因仲景方論以辯析其理極表裏虛實陰陽死生之說究藥病輕重去取加減之意毫髮了無遺恨誠仲景之忠臣醫家之大法也士大夫官四方每病無醫予來郴山尤所歎息欲示之教難於空言故刊此書以為楷式使家藏其本人誦其言夭横傷生庶乎免矣成公當乙亥

丙子歲其年九十餘則必生於嘉祐治平之間
國家長育人材命醫立學得人之效一至於此
則天下後世凡所謂教養云者可不深加之意
也夫開禧改元五月甲子歷陽張孝忠書

景定辛酉建安
慶有書堂新刊

讀書敏求記云傷寒明理論四卷此書首
尾斷爛序作於開禧改元稱成公當乙亥
丙子歲其年九十餘則必生於嘉祐治平
之間誠仲景之功臣醫家之大法成公不
知誰何蓋北宋時人也觀此則此本序及
目錄均有割裂補綴之痕非完書可知
也元明諸刻俱作三卷附傷寒論註後
此本雖殘猶是當時原刊無疑矣
乙卯夏日 克文

上冊為宋時原刊下冊當是從別本鈔補已
非四卷之舊故將前序目錄削改以就下冊
後來覆刻皆終於勞復第四一卷不復可
見而脫訛紛紜尤屬憾事據此可以矯失
已誤雖殘亦足決已此書獲自湘南黃氏
先得上冊後於廠市遇下冊亟購以歸
原裝依然可知殘之由來久矣 寒雲再記